中国临床医学研究发展报告2018

中国生物技术发展中心　编著

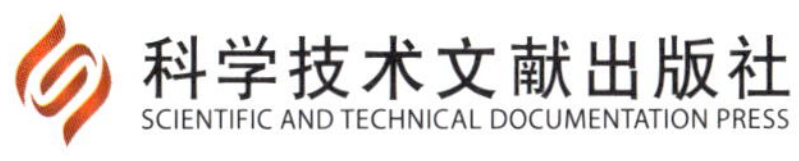

·北京·

图书在版编目（CIP）数据

中国临床医学研究发展报告. 2018 / 中国生物技术发展中心编著. —北京：科学技术文献出版社，2018.12

ISBN 978-7-5189-4812-3

Ⅰ. ①中… Ⅱ. ①中… Ⅲ. ①临床医学—研究报告—中国—2018 Ⅳ. ① R4

中国版本图书馆 CIP 数据核字（2018）第 218083 号

中国临床医学研究发展报告2018

策划编辑：郝迎聪 李 蕊 责任编辑：赵 斌 李 鑫 马新娟 责任校对：文 浩 责任出版：张志平

出 版 者 科学技术文献出版社
地 址 北京市复兴路15号 邮编 100038
编 务 部 （010）58882938，58882087（传真）
发 行 部 （010）58882868，58882870（传真）
邮 购 部 （010）58882873
官方网址 www.stdp.com.cn
发 行 者 科学技术文献出版社发行 全国各地新华书店经销
印 刷 者 北京时尚印佳彩色印刷有限公司
版 次 2018 年 12 月第 1 版 2018 年 12 月第 1 次印刷
开 本 787×1092 1/16
字 数 213千
印 张 13
书 号 ISBN 978-7-5189-4812-3
定 价 128.00元

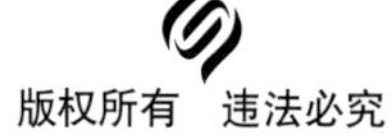

《中国临床医学研究发展报告 2018》
编委会

编 委 会 主 任： 张新民

编委会副主任： 沈建忠　范　玲　孙燕荣　董志峰

主　　　　编： 范　玲

副　 主　 编： 陈书安　李萍萍

编 写 组 成 员：（按姓氏笔画排序）

于善江　王　玮　王　莹　王　跃　王　晶　王　磊
王小宁　王小理　王伊龙　王恒哲　王晓民　王超男
王慧媛　毛开云　尹军祥　邓洪新　甘荣兴　卢　姗
刘　晓　刘炎锋　刘福团　关镇和　江洪波　阮梅花
寿成超　苏　月　李　希　李冬雪　李苏宁　李治非
杨　阳[*]　杨　阳[**]　杨　莉　杨金亮　旷　苗　陈大明
陈正一　范　红　范月蕾　赵若春　袁天蔚　耿红冉
郭　伟　黄　菲　黄英明　曹　彩　渠天欣　葛　瑶
谭　昳　熊　燕　魏于全

* 作者单位为中国生物技术发展中心。

** 作者单位为四川大学。

序

当今世界，人口老龄化进程加速，人类疾病谱正在从以传染性疾病为主逐步向以慢性非传染性疾病为主转化，由此带来的社会经济负担日益加重。中国政府历来重视医疗健康领域的发展，习近平总书记指出，“没有全民健康，就没有全面小康”。贯彻实施健康中国战略，提升人民健康水平和临床医学诊疗水平，是全面建成小康社会的重要基石。

近年来，伴随着基础生命科学领域的突破性进展，人类对疾病发生发展机制的研究更加深入，临床医学诊疗手段不断丰富，未来疾病诊疗模式正在逐步向更及时、更精准、更智能的方向发展。临床医学研究作为医学科技创新链的关键环节，是推动基础生命科学和医学研究成果向临床应用转化，保障临床诊疗技术，以及产品安全性和有效性的重要支撑。

2008—2017 年 10 年间，全球临床医学研究论文总数超过 46 万篇，共有 180 多个国家和地区开展了超过 20 万个临床研究项目，美国、法国、英国等发达国家无论在论文质量还是在研究项目数量方面，都具有显著优势。2017 年，全球第一个 CAR-T 细胞药物 Kymriah 的上市，是细胞治疗等新技术在临床应用转化方面的重要里程碑，癌症等重大疾病的治疗将有更多、更好的手段和选择。

中国在临床医学研究方面不断取得进步。近 10 年间，中国共发表临床医学研究相关论文 3 万余篇，在全球临床医学研究论文中的占比从 3.7% 增至 10.3%，论文数量排名全球第 2 位；在《新英格兰医学杂志》(*The New England Journal of Medicine*，*NEJM*)、《柳叶刀》(*The Lancet*)、《美国医学会杂志》(*Journal of the American Medical Association*，*JAMA*) 和《英国医学杂志》(*British Medical Journal*，*BMJ*) 四大顶尖医学类期刊上发表的论文数量从 82 篇增长至 279 篇，排名从全球第 11 位提升至第 5 位。自 2012 年中国启动国家临床医学研究中心建设工作以来，先后分 3 批建设了共计 32 家临床医学研究中心，形成了涵盖 260 个地级以上城市、9000 余家医疗机构的临床医学协同创新网络。近 3 年来，中国开展的国内临床医学研究和参与的国际多中心临床医学研究数量增长超 1 倍。然而，与医学科技发达国家相比，中国临床医学研究能力还比较薄弱，缺少高质量、系统性的临床医学研究和具有全球影响力的研究成果。目前，中国在临床药物的自主知识产权数量、医药企业综合竞争实力、大型医疗装备自给能力、主导国际诊疗标准和临床规范制定等方面与西方发达国家相比还存在很大差距。

中国生物技术发展中心组织国内临床领域专家编写了《中国临床医学研究发展报告 2018》一书。该书首次全面、系统地梳理了近年来国内外临床医学研究的发展现状和各国临床医学研究政策法规，总结了临床医学研究创新体系建设经验，以及 2017 年中国临床医学研究领域的重要进展和成果，旨在进一步明晰中国临床医学科技发展的国际定位，对提升中国临床医学科技水平，促进医学科技创新具有重要意义。

希望该书能够为医学科技领域的政策制定者、研究人员、管理人员、医药工作者、企业家，以及关心中国医学科技发展的社会各界人士提供有益参考。同时也希望编著者能够积极听取各方意见，不断改进和完善，使其成为中国临床医学研究领域最全面、最权威的综合性年度报告。

政协第十二届全国委员会副主席

中国科学技术协会名誉主席

中国科学院院士

2018 年 12 月

前 言

临床医学是综合运用医学、流行病学、卫生统计学、卫生管理学、社会学、医学心理学和人口学等学科的理论知识与研究方法，研究疾病的病因、诊断、治疗和预后，以了解、预防和治疗人类疾病，提高临床医疗水平，促进人类健康的科学。

临床医学研究是连接基础研究和临床应用，实现医学研究转化，发展医药创新产业的关键环节。一个国家或地区的临床医学研究能力决定了其医药创新能级和产业能级。美国、英国、加拿大、日本等医学科技发达国家多年来通过实施临床医学研究计划、成立临床医学研究网络或联盟等措施，规范研究过程，共享研究资源，集成化协同开展临床医学研究，提高临床医学研究的效率和质量，促进创新医药科研成果产出。

临床医学研究体系建设是实施健康中国战略的重要内容之一。为系统反映中国临床医学研究领域的年度发展概况和主要成就，交流总结中国临床医学科技发展经验，研判中国临床医学研究未来发展趋势，中国生物技术发展中心牵头组织编写了《中国临床医学研究发展报告 2018》（以下简称《报告》）。《报告》共分四个章节，第一章整体分析了临床医学研究现状与趋势，对国内外临床医学发展概况、临床医学研究机构发展现状进行了概要分析；第二章总结了国内外临床医学研究政策与法规，比较系统地梳理了临床医学研究的基本规范、伦理审查、注册管理、数据管理，以及一些特殊领域的管理政策；第三章介绍了中国临床医学研究的主要进展，选编了 2017 年中国牵头的具有重要临床价值或对医学科技发展具有重大影响的部分代表性成果和重要进展；第四章浅析了国际年度热点，选择肿瘤免疫治疗这一医学前沿和热点进行了论述。此外，《报告》还编录了与中国临床医学研究相关的一些文件和材料。

由于数据库差异，本报告的地区统计范围略有差异。在基于 Web of Science 与

Medline 数据库的论文检索中，中国论文情况主要指发文机构中包含中国和中国香港机构的论文，发文机构仅为中国台湾地区机构的论文未在统计范围。在基于 ClinicalTrials.gov 平台的临床研究登记检索中，中国临床研究主要包括发起者 / 合作者为中国大陆研究机构的临床研究，发起者 / 合作者仅为中国香港和中国台湾地区机构的临床研究未在统计范围。

临床医学研究内涵丰富、体系复杂，由于时间紧迫、水平有限，《报告》涉及的内容和范畴也是有限的，特别是对临床医学研究发展态势、政策与法规的把握可能还需进一步深化，临床医学研究成果的遴选标准和原则也值得进一步论证和探讨，《报告》中可能有遗漏和错误之处，有待后续补充和完善。敬请各位读者批评指正，并提出宝贵意见，以便我们进一步优化和完善今后的工作。

编者

2018 年 12 月

目 录

第一章　临床医学研究现状与趋势

随着经济社会的发展，中国居民对高质量健康水平生活的需求不断提升，疾病模式也在发生快速变化，对中国疾病预防、诊断和治疗水平提出了更高的要求。规范科学的临床医学研究，对中国临床医学的健康快速发展，促进医学成果转化应用起到了重要作用。近年来，随着生物技术和医学科技的不断发展及多学科的交叉融合，临床医学研究呈现系统性、规范性、协同性、综合性的发展特点，并逐步向精准治疗、智能医疗发展。

本报告中所指的临床医学研究是以疾病的诊断、治疗、预后、病因和预防为主要研究内容，以人群为主要研究对象，以医疗服务机构为主要研究基地，由多学科人员共同参与组织实施的科学研究活动，既包含观察性临床研究和干预性临床研究，又包含疾病诊疗规范、标准等策略的研究和制定。本章将从临床医学论文发表情况、临床研究项目开展情况、临床医学研究平台体系建设和临床转化进展情况等方面，对国内外临床医学研究现状进行分析。

一、国际临床医学研究发展现状

2017 年，全球临床医学研究领域取得了突破性进展。基于基因治疗和细胞治疗的创新产品首获批准上市，有望变革恶性肿瘤等重大疾病的治疗模式。美欧等发达国家陆续针对数字健康、3D 打印等新技术发布若干新政，创新产品不断涌现，美国食品药品监督管理局（U. S. Food and Drug Administration，FDA）批准原创新药和医疗器械创新产品的上市数量明显增多。

（一）科学发现

近年来，全球临床医学研究论文数量保持稳步增长趋势，针对恶性肿瘤的医学研究成为 2017 年最受关注的临床医学研究领域。无论在研究论文数量还是论文影响力方面，美国均位列全球第 1 位，其研究水平和学术产出远超其他国家。

1. 全球临床医学研究论文数量稳步增长

基于Medline数据库统计显示，全球发表的临床医学研究论文数量[①]保持稳步增长。2008—2017年，各研究机构发表的临床医学研究论文总量达46.9万篇，2016年年度论文数量较2008年增长了26.3%（图1-1）。

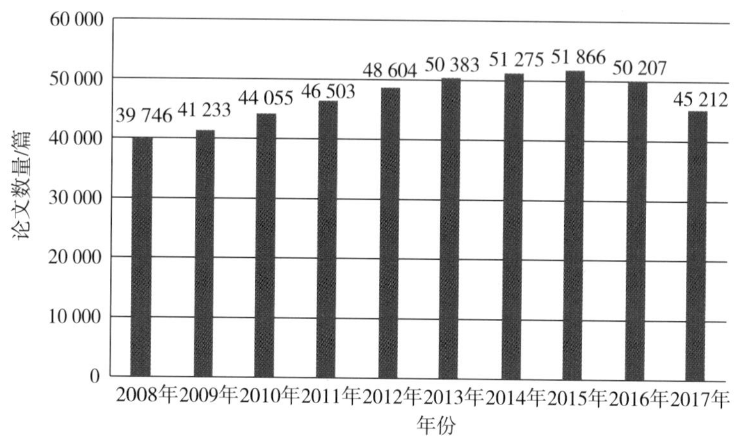

图1-1　2008—2017年国际临床医学论文数量[②]

数据来源：Medline数据库

2. 肿瘤成为临床医学研究的热点领域

肿瘤是全球临床医学研究最受关注的领域，2017年全球研究机构在肿瘤领域共发表研究论文12 090篇，占临床医学研究论文总数的26.7%。肿瘤领域论文数量高于排名第2位的心血管疾病领域1倍之多。精神疾病、创伤与伤害、神经系统疾病论文数量分列第3位至第5位（图1-2）。

① 检索日期：2018年11月16日。数据库最新更新时间：2018年11月14日。检索方法：基于Medline数据库，以主要MeSH主题词“Humans”AND (“Analytical, Diagnostic and Therapeutic Techniques and Equipment Category” OR “Chemicals and Drugs Category” OR “Diseases Category” OR “Clinical Study” OR “Epidemiology” OR “Psychiatry and Psychology Category” OR “Community-Based Participatory Research” OR “Outcome Assessment (Health Care)” OR “Comparative Effectiveness Research”) 为检索式，检索临床医学类研究论文。

② 由于Medline数据库收录数据延迟等原因，2017年全球临床医学研究论文尚未完全收录，数量仅供参考。

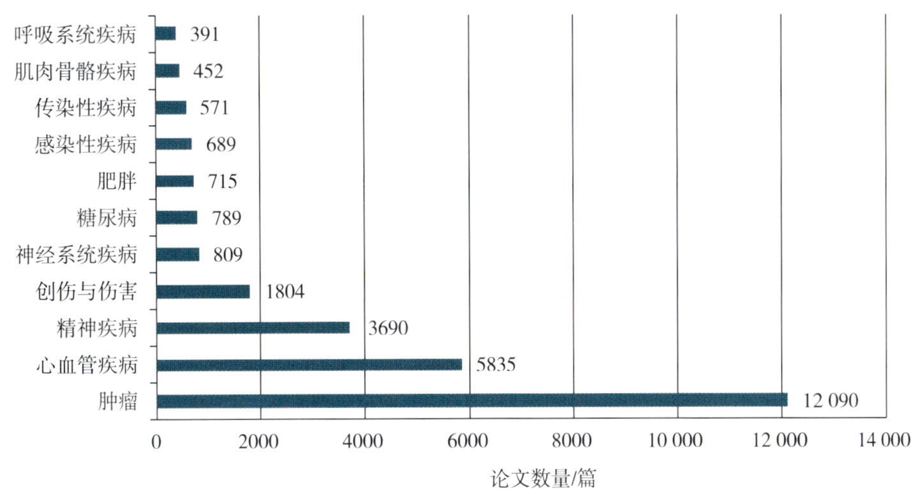

图 1-2　2017 年全球临床医学研究领域疾病研究论文分布情况

数据来源：Medline 数据库

3. 美国保持临床医学研究论文领先优势

2017 年，美国、中国、英国、德国、意大利、澳大利亚、加拿大、法国、日本、荷兰发表的临床医学研究论文数量位居全球前 10 位。同时，这 10 个国家在近 10 年（2008—2017 年）发表论文总数也均居前 10 位。美国始终以显著优势位居全球首位，2017 年美国共发表临床医学研究论文 13 306 篇。自 2013 年以来，中国临床医学研究论文数量排名超过英国，位列第 2 位（表 1-1、图 1-3）。

表 1-1　2017 年临床医学研究论文数量前 10 位的国家

排名	国家	发表临床医学研究论文数量 / 篇
1	美国	13 306
2	中国	4609
3	英国	3825
4	德国	2499
5	意大利	2397
6	澳大利亚	2068
7	加拿大	2068

续表

排名	国家	发表临床医学研究论文数量 / 篇
8	法国	1826
9	日本	1667
10	荷兰	1547

数据来源：Medline 数据库。

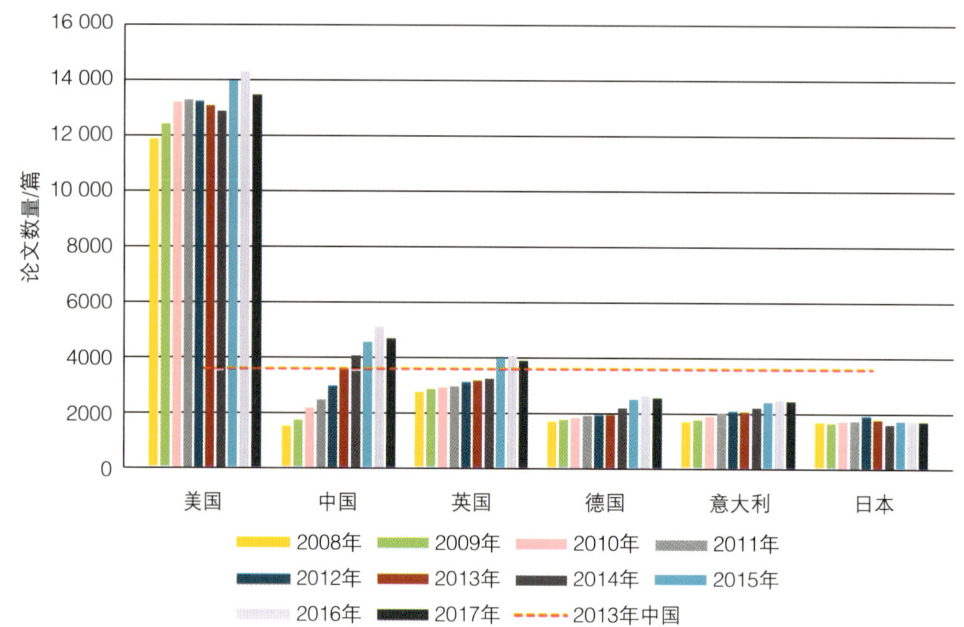

图 1-3　2008—2017 年美国、中国、英国、德国、意大利、日本临床医学研究论文数量年度变化趋势

数据来源：Medline 数据库；
注：2013 年中国临床医学研究论文数量超过英国，位居全球第 2 位

在高水平研究论文方面，2017 年，《新英格兰医学杂志》（*The New England Journal of Medicine*，*NEJM*）、《柳叶刀》（*The Lancet*）、《美国医学会杂志》（*Journal of the American Medical Association*，*JAMA*）和《英国医学杂志》（*British Medical Journal*，*BMJ*）四大医学类期刊共刊登研究论文 8121 篇。其中，美国研究机构共主持或参与发表论文 2611 篇，位居全球首位；中国研究机构主持或参与发表论文 279 篇，位居全球第 5 位（图 1-4）。

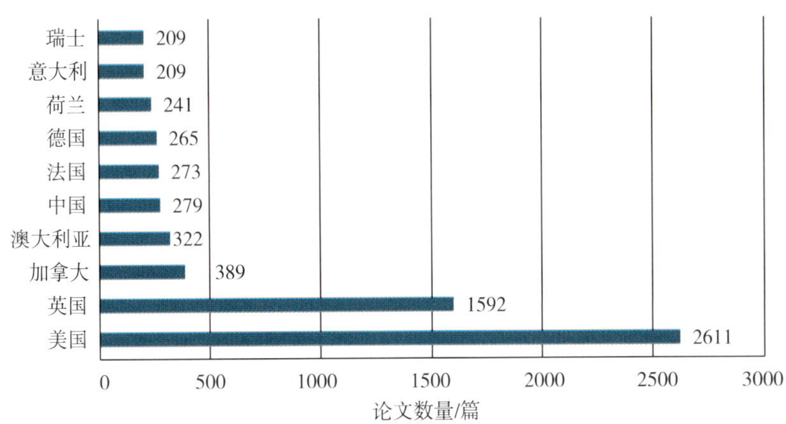

图 1-4　2017 年四大医学类期刊论文发表情况

数据来源：Web of Science 数据库

4. 欧美研究机构在四大医学类期刊发表论文排名领先

在 *NEJM*、*The Lancet*、*JAMA*、*BMJ* 四大医学类期刊发表论文数量最多的 10 个研究机构来自美国、英国、加拿大 3 个国家。美国哈佛大学 2017 年在四大医学类期刊上共发表论文 350 篇，占该年度总数的 10.04%，远远高于其他医学研究机构。英国伦敦大学学院以 122 篇论文位列全球第 2 位（表 1-2）。

表 1-2　2017 年在四大医学类期刊上发表论文的主要机构排名

排名	机构	论文数	占比
1	美国哈佛大学（Harvard University）	350	10.04%
2	英国伦敦大学学院（University College London）	122	3.50%
3	英国帝国理工学院（Imperial College London）	98	2.81%
4	英国牛津大学（University of Oxford）	97	2.78%
5	英国伦敦卫生与热带医学院（London School of Hygiene & Tropical Medicine）	87	2.50%
6	英国伦敦国王学院（King's College London）	72	2.07%
7	加拿大多伦多大学（University of Toronto）	70	2.01%
8	美国西雅图华盛顿大学（University of Washington）	67	1.92%
9	美国约翰斯·霍普金斯大学（Johns Hopkins University）	66	1.89%
10	美国密歇根大学（University of Michigan）	60	1.72%
10	美国宾夕法尼亚大学（University of Pennsylvania）	60	1.72%
10	澳大利亚悉尼大学（The University of Sydney）	60	1.72%

数据来源：Web of Science 数据库。

（二）临床研究

临床研究是探索疾病发生发展机制，开发新型诊疗技术和产品，促进临床成果转化的关键环节。美国 ClinicalTrials.gov 数据库[①]中收录了全球 180 多个国家和地区超过 20 万个临床研究项目，数据分析显示，全球临床研究日趋活跃，项目数量持续增长，并且由研究型机构发起的临床研究占据越来越重要的地位。

1. 全球临床研究项目数量稳步增长

基于 ClinicalTrials.gov 数据库的统计分析表明，2008—2017 年全球临床研究项目数量整体增长近万项[②]。从已公开的数据来看，2017 年 ClinicalTrials.gov 登记的临床研究项目数量为 23 777 项（图 1–5），其中，Ⅰ期临床试验数量 2677 项、Ⅱ期临床试验数量 3563 项、Ⅲ期临床试验数量 1709 项、Ⅳ期临床试验数量 1458 项（图 1–6）。

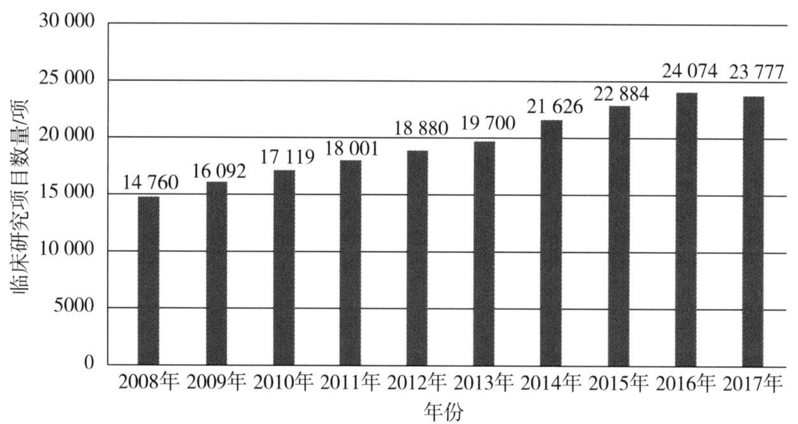

图 1–5　2008—2017 年全球临床研究项目数量总体情况[②]

数据来源：ClinicalTrials.gov 数据库[③]

① 在全球临床研究登记平台中，ClinicalTrials.gov 作为临床研究登记的主要网站，为患者、医疗人员、研究者提供了大量疾病的临床研究信息，是当前国际上较为权威的临床研究登记网站之一。

② 由于公开滞后等原因，2017 年数据尚未完全纳入，仅供参考。

③ 检索日期：2018 年 10 月 12 日。本节下同。

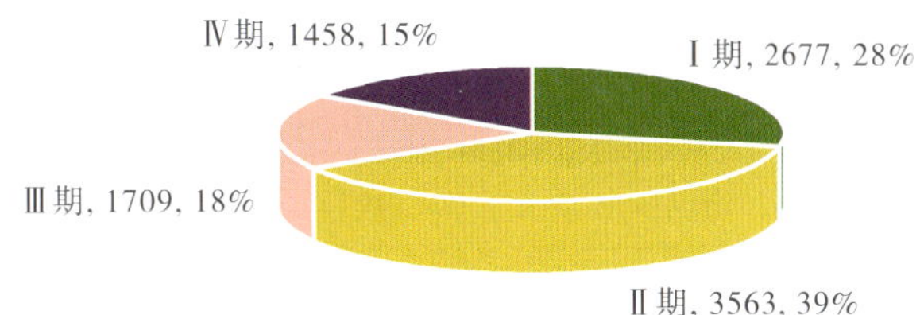

图 1-6　2017 年全球Ⅰ期至Ⅳ期临床阶段的临床研究项目数量分布[①]

数据来源：ClinicalTrials.gov 数据库

2. 美国临床研究项目数量全球领先

2017 年在 ClinicalTrials.gov 数据库登记的临床研究项目中，排名前 5 位的国家分别为美国、法国、中国、英国和加拿大。其中，美国是最主要的临床研究项目开展地区，其临床研究项目数量占该年度全球临床研究项目数量的 35.79%。法国紧随其后，位列第 2 位。中国位列第 3 位，共开展临床研究项目 1801 项，占比 7.57%（表 1-3）。

表 1-3　2017 年全球临床研究项目国家 / 地区排名情况

排名	国家 / 地区	项目数量 / 项	占比
1	美国	8509	35.79%
2	法国	1927	8.10%
3	中国	1801	7.57%
4	英国	1439	6.05%
5	加拿大	1420	5.97%
6	德国	1202	5.06%
7	西班牙	977	4.11%
8	意大利	897	3.77%
9	韩国	859	3.61%
10	比利时	695	2.92%
11	荷兰	635	2.67%

① ClinicalTrails. gov 平台登记的研究项目中，部分研究未计入临床研究阶段，本图未统计此类研究。

续表

排名	国家 / 地区	项目数量 / 项	占比
12	巴西	588	2.47%
13	埃及	570	2.40%
14	丹麦	567	2.38%
15	澳大利亚	489	2.06%
16	瑞士	461	1.94%
17	以色列	461	1.94%
18	日本	447	1.88%
19	波兰	441	1.85%
20	土耳其	414	1.74%

数据来源：ClinicalTrials.gov 数据库。

3. 高校和研究机构发挥重要作用

基于 ClinicalTrials.gov 数据库的统计分析表明，2017 年全球范围内，发起临床研究项目数量前 20 位的机构分别来自美国、英国、法国、埃及等国家。其中，由美国机构发起的临床研究项目数量在前 20 位的总数中占 60%，美国国家癌症研究所是全球开展临床研究项目最多的机构（表 1-4）。埃及的艾斯尤特大学和开罗大学发起的临床研究项目数量位列全球机构第 2 位和第 3 位[①]。

从发起者机构的类型来看，包括高校、科研院所和研究型医院在内的研究型机构占比达 75%，逐渐成为临床研究的主体，可见，随着新型治疗手段与产品研发难度的加大，研究型机构在全球临床研究的重要性日益凸显。各大研究机构通过建立临床医学转化平台或转化体系，加速了临床医学研究的发展。

① 埃及人权计划（Egyptian Initiative for Personal Rights）公布临床试验统计报告，引发了对于临床试验安全性和有效性的讨论，埃及医生集团（Doctors' Syndicate）呼吁制定临床检测法，认为需要政府医院和研究中心对新药成分进行验证后才能开展临床研究。这促使埃及临床研究资源高度集中在综合性大学和研究机构中。除设有医学院及各类临床专科外，艾斯尤特大学下设南埃及癌症研究所（South Egypt Cancer Institute），开罗大学下设国家癌症研究所（National Cancer Institute），承担大量临床研究项目。

表 1-4　2017 年全球临床研究项目发起者排名情况

排名	国别	机构		项目数量 / 项
		机构名称	机构类型	
1	美国	国家癌症研究所（National Cancer Institute）	科研院所	446
2	埃及	艾斯尤特大学（Assiut University）	高校	375
3	埃及	开罗大学（Cairo University）	高校	265
4	德国	默克公司（Merck & Co）	企业	205
5	美国	梅奥诊所（Mayo Clinic）	研究型医院	195
6	美国	百时美施贵宝（Bristol-Myers Squibb Company）	企业	192
7	英国	阿斯利康公司（AstraZeneca）	企业	191
8	美国	杜克大学（Duke University）	高校	179
9	美国	麻省总医院（Massachusetts General Hospital）	研究型医院	165
10	美国	MD 安德森癌症中心（MD Anderson Cancer Center）	研究型医院	156
11	英国	葛兰素史克公司（GlaxoSmithKline）	企业	149
12	美国	辉瑞公司（Pfizer）	企业	144
13	美国	约翰·霍普金斯大学（Johns Hopkins University）	高校	135
14	美国	加州大学旧金山分校（University of California, San Francisco）	高校	129
15	法国	里昂综合医院（Hospices Civils de Lyon）	研究型医院	123
16	韩国	首尔国立大学医院（Seoul National University Hospital）	研究型医院	123
17	法国	巴黎公共医疗救助机构（Assistance Publique Hopitaux de Paris）	研究型医院	113
18	美国	匹兹堡大学（University of Pittsburgh）	高校	112
19	美国	斯坦福大学（Stanford University）	高校	111
20	美国	华盛顿大学医学院（Washington University School of Medicine）	高校	111

数据来源：ClinicalTrials.gov 数据库。

（三）平台设施

临床医学研究平台与设施是临床医学研究开展的重要基础，是确保临床医学研究顺利开展、促进医学研究转化的关键环节。全球医学研究资源的加速流动与融合，对临床医学研究平台的建立提出了新的要求。各国纷纷形成机构间、地区间协同合作的国家临床医学研究网络体系，建立转化医学中心，通过不同级别、不同功能的机构合作分工，共同促进临床医学研究的进步。各国临床医学研究网络体系在共享研究资源、规范研究过程、集成化协同合作等方面进行了积极探索，有效提高了临床医学研究的效率和质量，并取得了显著的成效，推动了临床医学诊疗水平持续提高。

1. 美国

美国主要通过成立临床医学研究网络组织联盟来加强国家的临床医学研究能力。临床医学研究网络承担的主要功能包括运营管理、协调、数据管理和统计、生物样本库、临床医学研究单元等，各临床医学研究网络根据不同职能成立联盟、办公室、中心等机构，负责专项工作（表 1-5）。其中，运营管理主要指处理行政事务，包括人力资源、财务工作、社会工作、患者招募、宣传培训、后勤保障、质量控制、伦理审查、监督管理等。协调主要指负责协调网络中各机构的交流合作及资金运转。数据管理和统计主要指提供技术和工具来收集和分析临床研究数据、支持研究设计，并建立数据库和网站，促进整个网络的信息共享。生物样本库主要帮助

表 1–5　美国典型临床医学研究网络功能及承担主体情况

名称	主要功能				
	运营管理	协调	数据管理和统计	生物样本库	临床试验单元
美国癌症临床医学研究网络	运营中心	未设立专门的协调机构	数据管理和统计中心	组织样本库	来自大学、医学院、研究所、研究中心、医院、社区的研究团队
美国阿尔茨海默病临床医学研究网络	研究中心	国家协调中心	数据存储点	国家阿尔茨海默病细胞库	
美国艾滋病临床医学研究网络	协调和运营中心	协调中心	数据管理和统计中心	无	
美国罕见病临床医学研究网络	罕见病研究办公室	数据管理和协调中心	数据管理和协调中心	无	

存储重要的临床试验组织样本和信息，为临床试验提供支持和服务。临床试验单元主要指开展和执行临床试验的基本单元，由来自大学、医学院、研究所、医院、社区、企业、生物制药公司的研究团队组成，委任资深专家担任负责人，不同地区的试验单元依据区域特点，组织和协调不同专业领域的临床团队，开展社区药物治疗、初级保健网络、公共卫生及卫生经济学等研究工作。

以美国癌症临床研究网络（National Comprehensive Cancer Network，NCCN）为例进行说明。NCCN 成立于 1995 年，初衷是在癌症研究与治疗领域建立国家级的联盟和行业发展标准，最初的成员机构只有 13 家，如今已达到 27 家，包括耶鲁癌症中心、得克萨斯大学 MD 安德森癌症中心、密歇根大学罗格尔癌症中心、梅奥诊所癌症中心、斯坦福癌症研究所等。NCCN 每年发布的癌症临床实践指南在美国乃至全球癌症临床实践中广泛应用。除临床指南外，NCCN 还在全球癌症基础研究、临床转化与企业合作、政策推广、癌症教育等多个领域做出了重大贡献。NCCN 董事会由来自成员单位的 27 个核心领导者组成，监督 NCCN 的项目进程（图 1–7）。

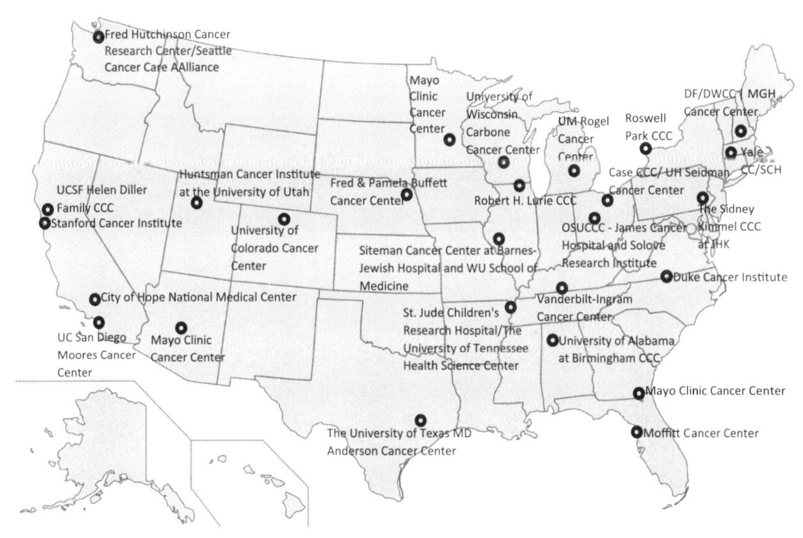

图 1–7　NCCN 成员机构网络图

图片来源：NCCN Member Institutions 官方网站

在转化医学研究领域，美国积极开展转化医学中心的建设，进一步推动了基础医学成果向临床应用的转化。2003 年，美国国立卫生研究院（National Institutes of Health，NIH）发布医学研究路线图，重点推进转化医学的发展。2006 年，NIH 推行临床与转化科学奖励计划（Clinical and Translational Science Awards，CTSA），截至2012年建成囊括60个美国相关研究机构的临床和转化医学研究中心的研究网络。2012年3月，美国又设立了国家转化科学促进中心，负责全美转化医学研究中心的顶层设计和政策指导。

为保证科学研究的连续性和服务保障的及时性，美国的临床和转化医学研究中心根据转化医学研究的不同阶段，划分为数个相对独立、有机统一的研究单元，提供从临床前研究到社区应用的“多节点、全链条”保障服务。例如，杜克大学转化医学中心建立的转化研究所、临床医学研究病房、临床医学研究所及社区研究中心，分别承担临床前、临床Ⅰ期至临床Ⅳ期及社区应用等研究工作。另外，临床和转化医学研究中心还建立了多类通用技术平台和专业技术平台，以满足转化医学研究需要。其中，通用技术平台大都引入了“开放、联合、共享、高效”的运行机制，按照研究对象和服务领域可分为分子研究平台、细胞研究平台、生物影像支持平台、临床试验支持平台4类，如梅奥转化医学中心的基因组学、药物基因组学、蛋白质组学、代谢组学和生物影像等平台；专业技术平台是根据转化医学中心自身的学科基础和特色优势设立的，如梅奥诊所的心血管生理平台和神经生物平台、杜克大学的止血及血栓形成试验平台和脑成像分析平台等。

2. 欧洲

在平台建设方面，欧洲建立了临床医学研究基础设施网络（European Clinical Research Infrastructures Network，ECRIN），英国建立了国家临床医学研究网络联盟（UK Clinical Research Collaboration，UKCRC）、法国建立了临床医学研究中心（Clinical Investigation Center，CIC）等，以促进临床医学研究的协同发展。

英国健康与社会保健部（Department of Health and Social Care）于2004年构建了一个跨领域的英国临床医学研究协作网络（UK Clinical Research Network，UKCRN），旨在资助和协调各种疾病的合作研究，希望依靠UKCRN进行大规模、多中心临床试验，同时加强对方法学、生物信息学等试验基础理论和设施的建设，并寻求与企业的合作机会。UKCRN包括四级结构：第一级结构是由国家临床医学研究联盟成立的国家临床医学研究网络。第二级结构为英国4个行政区域的临床医学研究网络，分别为英格兰、北爱尔兰、苏格兰和威尔士临床医学研究网络。第三级结构在二级结构下按照区域、研究主题或机构类型组建。英格兰临床医学研究网络由国家协调中心统一管理，共包括 15 个区域，覆盖 31 个研究领域；北爱尔兰临床医学研究网络由健康与社会保健研发部（Health and Social Care R&D Division，HSC R&D Division）建立[①]，由设在贝尔法斯特皇家医院的协调中心管理，重点关注 9 个研究领域；苏格兰临床医学研究网络由苏格兰政府首席科学家办公室（Scottish Government Chief Scientist Office，CSO）建立，根据研究主题分为 7 个研究网络；威尔士临床医学研究网络由威尔士政府通过卫生保健研究院（Health and Care Research Wales）建立，包含 5 个研究中心、3 个研究单元、3 个基础设施支持组及 3 个运输中心，各功能单元均由大学来牵头领导。第四级结构为 62 个经过注册认证的临床试验单元（Registered Clinical Trials Units，Registered CTUs）。

法国临床医学研究中心（CIC）由法国卫生部于 1993 年设立，由法国卫生和体育部护理提供总局（Direction Générale de l’Offre de Soins[②]，DGOS）与法国国家健康与医学研究院（Institut National de la Santé Et de la Recherche Médicale[②]，INSERM）联合管理。CIC 的项目研究经费来自国家各级卫生部门、各类基金会和医药企业。法国临床医学研究中心作为法国临床医学研究的基础设施，可供研究人员进行临床医学研究，以更好地了解疾病、试验新治疗技术，实现实验室研究结果的转化。CIC 重点关注的领域包括阿尔茨海默病、精神疾病、艾滋病、疫苗、细胞治疗、儿童用药等。同时，CIC 还与科技园区合作，在孵化初创公司中发挥作用。CIC 的研究活动与医疗机构的研究项目密切相关，依据各医疗机构的需求为临床实践和基础研究团队提供服务。

3. 日本

为推动临床医学研究的发展，日本着重推动临床医学研究集群的体系建设，并设定合理的研究层级，推动临床医学研究机构资源的均衡配置，提升整体效率和水平。

日本临床医学研究中心借鉴美国 NIH 的体制，建立了三级机构体系。第一层级由 8 个核心转化研究中心、10 个核心临床医学研究中心和 2 个全球核心临床医学研究中心组成，负责设计、执行和统筹管理高质量的多中心临床试验。各机构职能和人员配置完善，同时也具备人才培训、伦理审查和数据管理的能力。这些中心的国

① HSC research and development www.research.hscni.net[EB/OL]. [2018-11-13]. http://www.publichealth.hscni.net/directorates/public-health/hsc-research-and-development-wwwresearchhscninet.

② 此为法语。

际化水平较高，具备符合国际标准的机构审查委员会（Institutional Review Board，IRB）、规章制度和财务系统，能领导国际多中心研究，提供研究设计、数据分析和研究者培训服务。第二层级主要负责执行多中心临床试验。第三层级为大规模临床医学研究提供受试者招募和随访支持。

（四）临床转化

在临床转化方面，全球研究机构与企业在创新药物和新型疗法、医疗器械领域均取得了多项重大进展，进一步带动了全球健康产业的发展。

1. 创新药物和新型疗法

在临床医学研究与其他多方因素的共同推动下，近年来一些创新药物、新型疗法获得了突破。2008 年 1 月 1 日—2017 年 12 月 31 日，美国 FDA 共批准新药 320 个，其中包括 249 种新化合物和 71 种生物制品，平均每年有 31 个新药获批上市。2017 年，FDA 药品审评与研究中心（the Center for Drug Evaluation and Research，CDER）共审批通过 46 个新药，相比 2016 年增长迅速，增幅超过 100%（图 1-8）。

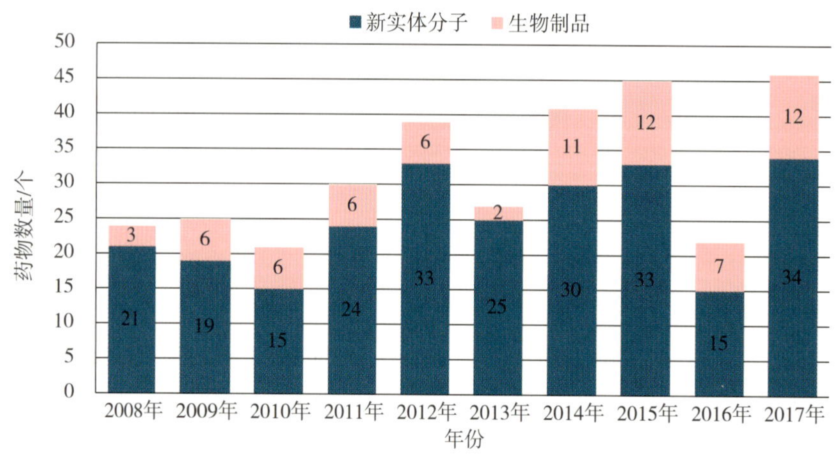

图 1-8　2008—2017 年 CDER 年度新药审批数量

数据来源：美国 FDA 药品审评与研究中心《新药审批报告》2008—2017 年版

在这些研究成果中，罕见病用药和新型疗法颇具特色。在 CDER 批准的 46 个新药中，15 个为首创药（Besponsa、Brineura、Dupixent、Emflaza、Giapreza、Hemlibra、Idhifa、Macrilen、Mepsevii、Ocrevus、Prevymis、Radicava、Rhopressa、

Rydapt 和 Xermelo)，占总批准新药数量的33%。此外，2017 年还有 18 个罕见病用药获批，是 2016 年批准罕见病用药数量的 1 倍，占获批总数的 39%，包括 Aliqopa、Alunbrig、Austedo、Bavencio、Benznidazole、Besponsa、Brineura、Calquence、Emflaza、Hemlibra、Idhifa、Macrilen、Mepsevii、Prevymis、Radicava、Rydapt、Xermelo、Zejula。除了 46 个新药之外，2017 年 CDER 审批通过了 5 个生物类似药 (Biosimilars)，包括 Cyltezo（Adalimumab-adbm)、Ixifi（Infliximab-qbtx)、Mvasi（Bevacizumab-awwb)、Renflexis（Infliximab-abda）和 Ogivri（Trastuzumab-dkst)，美国生物类似药总批准数量从之前的 4 个增加到了 9 个。

以细胞和基因疗法为代表的先进疗法在 2017 年受到广泛关注，成为转化型研究成果研发的热点。2017 年 8 月 30 日，美国 FDA 批准了首个嵌合抗原受体 T 细胞免疫疗法（Chimeric Antigen Receptor T-Cell Immunotherapy，CAR-T）——Kymriah ™ 静脉输注悬浮液，用于治疗 25 岁以下、难治性或多次复发性 B 细胞前体急性淋巴细胞白血病（Acute Lymphoblastic Leukemia，ALL）患者。2017 年 10 月 18 日，FDA 又批准了 Kite 制药的 Yescarta （Axicabtagene Ciloleucel，KTE-C10)，这些药物的获批标志着基因治疗已发展成为可实际操作的治疗手段。2017 年 12 月，美国 Spark 公司的首款矫正基因缺陷药物 Luxturna 提前获得 FDA 批准，用于治疗 RPE65 突变引起的视网膜障碍。

2. 创新医疗器械

除了创新药物和新型疗法以外，体外诊断产品、数字诊疗产品等创新医疗器械也取得了突破。2017 年，FDA 共批准 51 个首次上市的医疗器械，相比 2016 年增长 28%。

在早期筛查诊断方面，基于液体活检、DNA 捕获与扩增等技术的发展，遗传性疾病、肿瘤等疾病的早期发现和诊断技术的研发趋势发生转变，正在向着更高的灵敏度和特异性、更短的检测周期及更低廉的检测费用等方向发展。

在植入介入器械领域，用于动脉粥样硬化导致的冠状动脉病变、心脏瓣膜严重受损等疾病的心血管支架和人工心脏取得新进展。例如，新一代全吸收式生物血管支架 Absorb GT1 在植入人体后 2 ～ 3 年时间将逐步降解。整体式人工心脏已经摆脱了复杂的辅助设备。

在数字健康领域，基于深度学习的医学影像识别准确率已经超过 90% ，相关技术在提高诊断的灵敏度和特异性方面取得进一步突破。

在手术机器人领域，达芬奇手术机器人系统在临床医学实践中的应用正在不断迭代，外骨骼康复机器人等新兴产品也陆续出现。

在 3D 打印领域，骨科器材类的 3D 打印产品已初步投入使用，其个性化、小批量和高精度的特点在 3D 膝关节、3D 髋关节、3D 关键骨等产品中都体现出明显的优势。同时，在口腔医学的修复领域、正畸领域、种植领域和颌内外科中，3D 打印产品也日渐成熟。

二、国内临床医学研究发展现状

近年来，中国针对临床医学研究能力薄弱、医学科技成果转化不畅等瓶颈问题，积极探索通过体制机制创新，协同组织推进国家临床医学研究中心建设等方式，在提升临床医学研究能力、加快临床转化方面取得实效，在加速医药产品创新、破解医疗服务供给不足等多个方面取得了进展。

（一）科学发现

近年来，中国临床医学研究论文发表数量快速增长，仅次于美国，位列全球第 2 位，在高水平研究论文方面，也取得了长足进步，位列全球前 5 位，形成了一批临床医学研究的优势机构和团队。

1. 临床医学研究论文数量显著增长

基于 Medline 数据库的统计分析表明，2008—2017 年中国共发表临床医学研究相关论文 32 383 篇，2017 年共 4640 篇。与全球整体趋势相比，中国临床医学研究论文增长快速，占全球临床医学研究论文的比重逐步提升，由 2008 年的 3.66% 增至 2017 年的 10.26%（图 1-9）。与医学学科整体趋势相比，临床医学研究所占比例较为稳定，2008—2017 年，中国临床医学研究论文占医学类论文比例保持在 2% ~ 3%。

2. 高水平研究论文数量增长迅速

2008—2017 年，中国在 *NEJM*、*The Lancet*、*JAMA*、*BMJ* 四大医学类期刊上发表的论文数量快速增长，从 2008 年的 82 篇增长到 2017 年的 279 篇，全球排名也从第 12 位跨入前 5 位（图 1-10）。

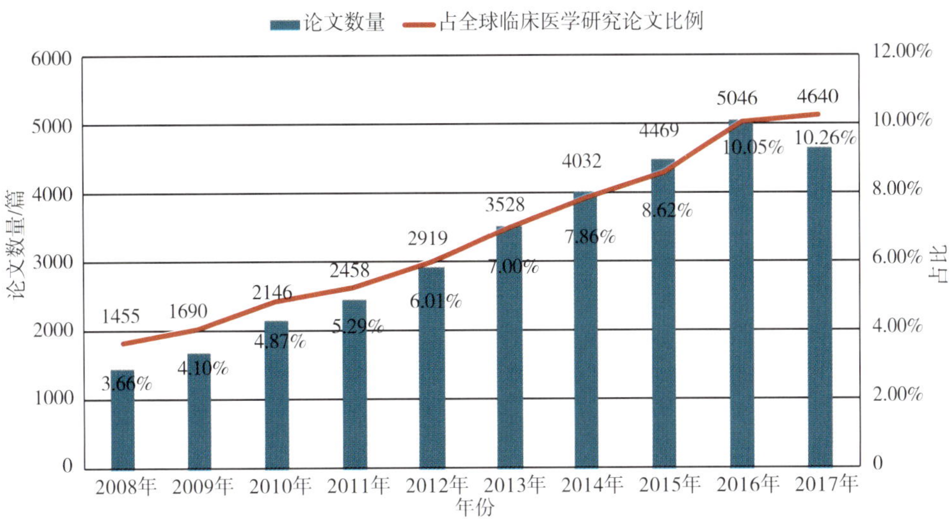

图 1-9　中国临床医学研究论文年度变化趋势[①]

数据来源：Medline 数据库

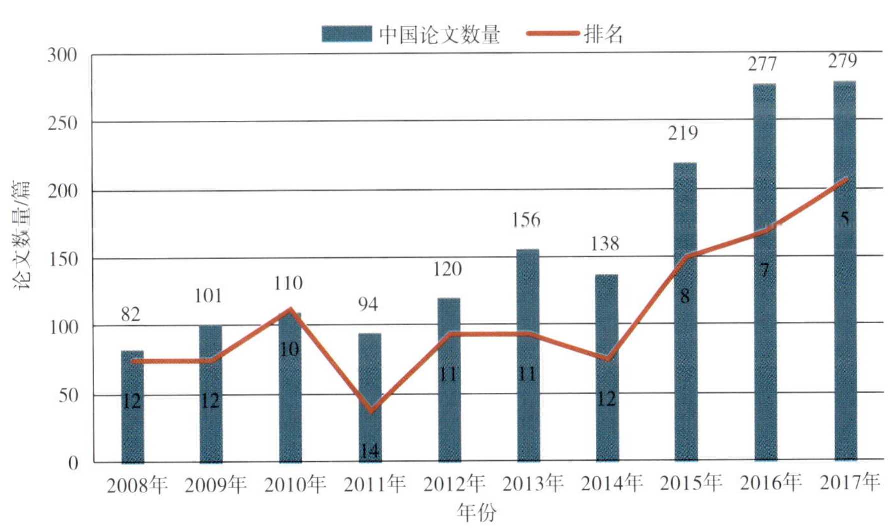

图 1-10　中国在四大医学类期刊上发表研究论文情况

数据来源：Web of Science 数据库

① 检索时间：2018 年 11 月 16 日。数据库最新更新时间为 2018 年 11 月 14 日。由于数据库收录延迟，2017 年数据仅供参考。

3. 中国研究机构发表高水平论文数量与欧美存在较大差距

根据对中国研究机构在 *NEJM*、*The Lancet*、*JAMA*、*BMJ* 四大医学类期刊上发表论文数量的统计结果显示，北京大学、香港大学、香港中文大学、复旦大学、中国医学科学院 / 北京协和医学院等研究机构具有较大优势（表 1-6）。然而，与国际顶尖研究机构相比，中国研究机构还有较大差距，中国排名第 1 位的研究机构发表的论文数量，不足排名全球第 1 位的美国哈佛大学的 1/10。

表 1-6　2017 年中国研究机构在四大医学类期刊上发表论文情况

排名	机构	论文数量 / 篇
1	北京大学	38
2	香港大学	37
3	香港中文大学	29
4	复旦大学	28
5	中国医学科学院 / 北京协和医学院	28
6	中国疾病预防控制中心	18
7	上海交通大学	17
8	四川大学	13
9	西安交通大学	12
10	中山大学	11

4. 肿瘤与心血管疾病是最受关注的研究领域

肿瘤与心血管疾病是中国临床医学研究论文发表最为集中的两大疾病领域。2017 年，中国在肿瘤临床医学研究方面发表研究论文 1538 篇，占我国论文总数（4069 篇）的 37.80%。心血管疾病论文数量为 451 篇，占比 11.09%（图 1-11）。

（二）临床试验

近 5 年来，中国在药物临床试验规模快速增长，临床医学研究能力与临床试验质量的不断提高，中国研究机构开始参与甚至主持国际多中心临床研究项目。中国的临床试验数量在不同地区差距较大，北京、上海等地的临床研究较为活跃；

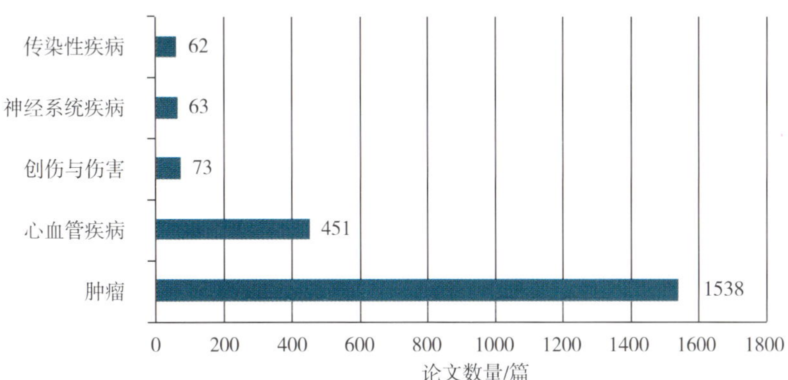

图 1-11　2017 年中国临床医学研究论文疾病领域分布情况

数据来源：Medline 数据库

在疾病领域方面，肿瘤与代谢性疾病是临床试验涉及最多的疾病类型。

1. 药物临床试验规模快速扩大

药物临床试验登记与信息公示平台由国家食品药品监督管理总局药品审评中心（Center for Drug Evaluation，CDE）建立，原国家食品药品监督管理总局（China Food and Drug Administration，CFDA）发布 2013 年第 28 号公告规定："凡获国家食品药品监督管理总局临床研究批件并在中国进行的临床研究（含生物等效性试验，药代动力学试验，Ⅰ、Ⅱ、Ⅲ、Ⅳ期试验等）均应登录信息平台，按要求进行临床研究登记与信息公示。"

药物临床试验登记与信息公示平台显示，截至 2017 年，中国登记的临床试验数量 5318 件，其中，2017 年临床试验登记数量增长明显，较 2016 年增幅超过 70%（图 1-12）①。这说明，在中国加大药物研发力度、加快新药创制步伐的背景下，药物临床试验活跃度不断提高。

从药物临床试验登记的阶段分布来看，近年来，Ⅰ、Ⅱ、Ⅲ期的药物临床试验登记数量呈现总体上升态势，且 2017 年的增长幅度较大。其中，Ⅰ期临床试验登记从 2014 年的 181 件增长至 2017 年的 324 件，年均增长率为 26.0%；Ⅱ期临床试验

① 因中国药物临床试验登记与信息公示平台 2012 年底正式运营，2012 年与 2013 年的临床研究数据包含大量平台运营前期未注册的临床信息，不能真实反映当年的临床试验数据，因此，以上药物临床试验登记与信息公示平台的数据均从 2014 年开始统计分析。

登记从 2014 年的 114 件增长至 2017 年的 122 件，年均增长率为 2.3%；Ⅲ期临床试验登记从 2014 年的 188 件增长至 2017 年的 238 件，年均增长率为 8.9%（图 1-13）。

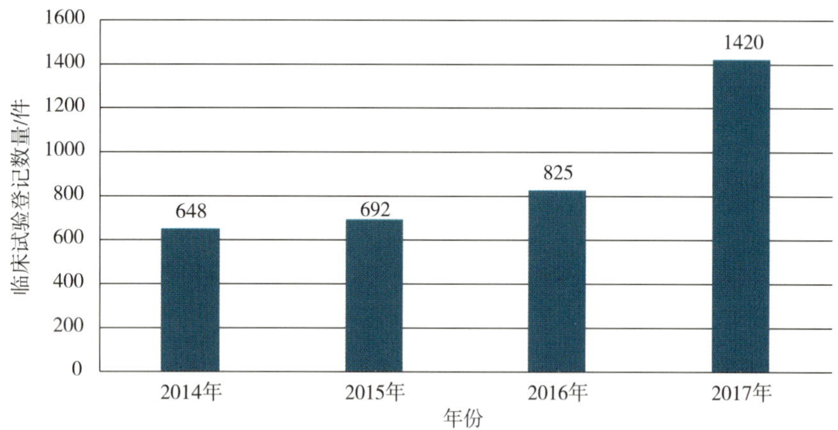

图 1-12　中国药物临床试验登记数量年度变化[①]

数据来源：CFDA 药物临床试验登记与信息公示平台

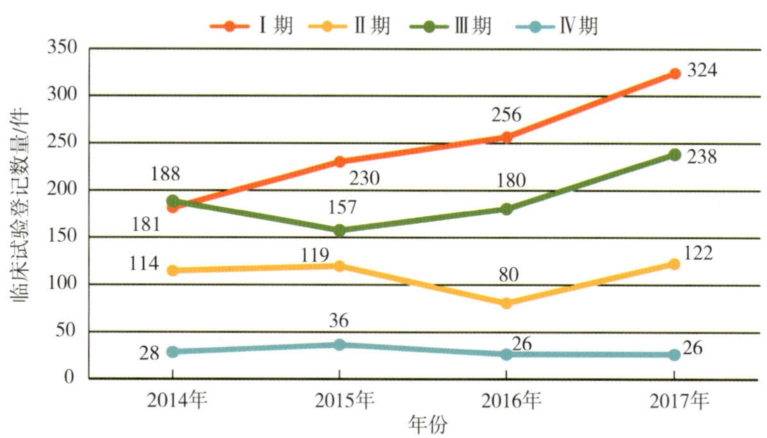

图 1-13　中国Ⅰ期至Ⅳ期药物临床试验登记数量变化[②]

数据来源：CFDA 药物临床试验登记与信息公示平台；
注：临床阶段只统计了临床Ⅰ期至Ⅳ期的数据，下同

① 药物临床试验登记与信息公示平台中的年份是临床研究的登记年。

② 因为国外获批上市的药物进入中国市场需进行Ⅲ期验证性临床试验，因此，图 1-3 中Ⅲ期临床试验数量多于Ⅱ期临床试验数量。

从已登记临床试验的药物类型来看，中国药物临床试验以化学药物为主，化学药物的临床试验登记数量从 2014 年的 415 件上升至 2017 年的 1092 件，年均增长率为 54%；化学药物临床试验登记数量占当年药物临床试验登记总数的比例从 2014 年的 64% 上升至 2017 年的 77%。生物制品的临床试验登记数量从 2014 年的 113 件增加至 2017 年的 273 件，年均增长率达 47%；生物制品的临床试验登记数量占当年药物临床试验登记总数的比例从 2014 年的 17% 上升至 2017 年的 19%。与化学药物和生物制品的增长态势相比，中药 / 天然产物的临床试验登记数量，以及占当年药物临床试验登记总数的比例均有所下降：登记数量从 2014 年的 120 件下降至 55 件，中药 / 天然产物临床试验登记数量占当年药物临床试验登记总数的比例也从 2014 年的 18.5% 下降至 2017 年的 3.9%[①]（图 1-14）。

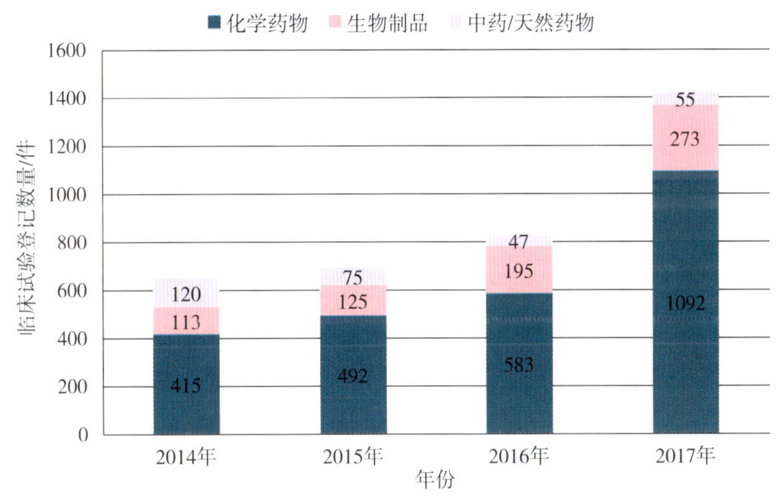

图 1-14　中国药物临床试验的药物类型分布

数据来源：CFDA 药物临床试验登记与信息公示平台

从药物临床试验开展的区域来看，国内开展的临床试验和国际多中心临床试验数量均呈增长的态势。其中，国际多中心临床试验数量已从 2014 年的 62 件增长至 2017 年的 98 件，年均增长率为 19%（图 1-15）。其中，大部分国际多中心临床试

① 从 2015 年开始，处于讨论阶段的《中华人民共和国中医药法（草案）》中提及生产符合条件的、来源于古代经典名方的中药复方制剂，在申请药品批准文号时，可以仅提供非临床安全性研究资料，该政策使部分企业与机构在中药新药申请时处于观望，未进行临床试验，可能是导致中药 / 天然产物临床试验年度申请数量下降的原因之一。

验由跨国制药企业或外资企业牵头开展，中国本土医药企业和临床研究机构主要以合作形式参与。2015—2017 年，中国本土企业牵头开展的国际多中心临床试验共有 12 项。2017 年，百济神州生物技术有限公司、上海海和药物研究开发有限公司、百奥泰生物科技（广州）有限公司等企业牵头开展了 9 项国际多中心临床试验（表 1-7）。

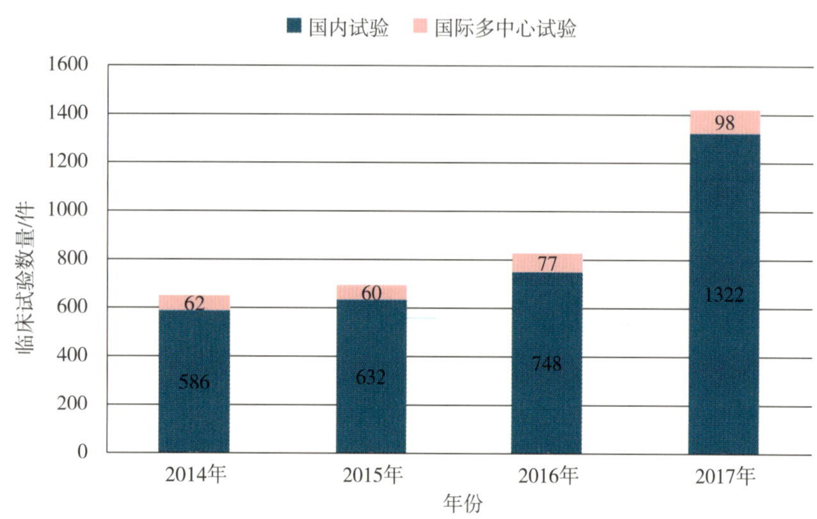

图 1-15　国内开展的临床试验与国际多中心临床试验

数据来源：CFDA 药物临床试验登记与信息公示平台

表 1-7　2017 年中国企业牵头的国际多中心临床试验（按临床试验登记号统计）

登记号	药物名称	适应证	试验题目	申办单位
CTR20170119	BGB-A317 注射液	霍奇金淋巴瘤	一项评价 BGB-A317 单药治疗复发或难治性经典型霍奇金淋巴瘤研究	百济神州（上海）生物科技有限公司
CTR20170071	BGB-A317 注射液	膀胱尿路上皮癌	一项评价 BGB-A317 治疗局部晚期或转移性膀胱尿路上皮癌研究	百济神州（上海）生物科技有限公司
CTR20170161	谷美替尼片	晚期实体瘤	SCC244 的 Ia/Ib 期研究	上海海和药物研究开发有限公司
CTR20170799	BA1706	非鳞状非小细胞肺癌	在晚期 nsNSCLC 患者中比较 BAT1706 与 EU 安维汀 + 化疗的Ⅲ期研究	百奥泰生物科技（广州）有限公司
CTR20171664	BGB-290 胶囊	胃癌	BGB-290 在晚期胃癌患者维持治疗的 3 期、双盲、随机研究	百济神州（北京）生物科技有限公司

续表

登记号	药物名称	适应证	试验题目	申办单位
CTR20171387	BGB-A317 注射液	T 细胞和 NK 细胞肿瘤	BGB-A317 用于复发或难治性成熟 T 细胞和 NK 细胞肿瘤	百济神州（上海）生物科技有限公司
CTR20171257	BGB-A317 注射液	肝细胞癌	BGB-A317 用于不可切除的肝细胞癌经治患者的 2 期研究	百济神州（上海）生物科技有限公司
CTR20171026	BGB-A317 注射液	食管鳞状细胞癌	对比 BGB-A317 与化疗作为食管癌患者二线治疗的有效性	百济神州（上海）生物科技有限公司
CTR20170882	BGB-A317 注射液	肝细胞癌	BGB-A317 对比索拉非尼一线治疗肝细胞癌	百济神州（上海）生物科技有限公司

从药物临床试验登记与信息公示平台临床试验登记的地区分布来看，北京和上海是临床试验登记数量较多的地区，分别位于第 1 位和第 2 位，北京的药物临床试验登记数量是上海的 2 倍多；2017 年，江苏省的登记数量达到 120 件，位列全国第 3 位，吉林、湖南、广东、浙江、辽宁、山东和四川的登记数量位列前 10 位（表 1-8）。

表 1-8　2017 年中国药物临床试验登记地区分布

序号	药物临床试验		
	地区	登记数量 / 件	相比 2016 年的增长幅度
1	北京	431	39.4%
2	上海	182	90.6%
3	江苏	120	82.2%
4	吉林	87	0.0%
5	湖南	78	136.4%
6	广东	68	48.9%
7	浙江	53	253.3%
8	辽宁	52	185.0%
9	山东	47	190.1%
10	四川	47	23.7%

数据来源：CFDA 药物临床试验登记与信息公示平台。

从药物临床试验的疾病适应证来看，肿瘤、代谢性疾病、心血管疾病、传染性疾病、呼吸系统疾病、神经系统疾病、消化系统疾病、精神系统疾病、自身免疫疾病、血液系统疾病是临床试验最为集中的几类疾病。肿瘤是药物临床试验关注的重点，登记的临床试验数量达206件；代谢性疾病登记的药物临床试验数量为174件，仅次于肿瘤，排在第2位。此外，心血管疾病、传染性疾病、呼吸系统疾病的药物临床试验数量分别为171件、90件和84件，是中国药物临床试验的重点关注领域（图1–16）。

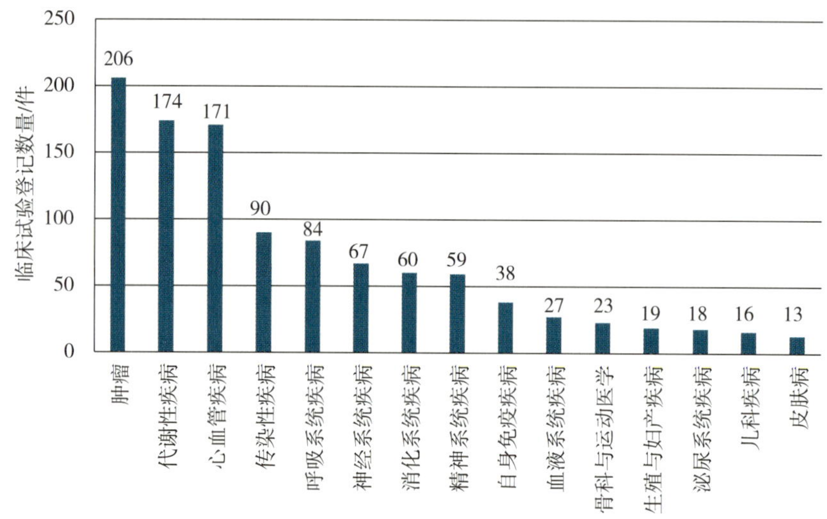

图1–16 2017年中国药物临床试验主要疾病分布情况

数据来源：CFDA药物临床试验登记与信息公示平台

从临床试验的地区分布来看，华北、华东地区是中国开展药物临床试验的主要地区，分别以476件和426件占据前2位（表1–9）。

表1–9 2017年中国药物临床试验登记的地区分布情况

地区	省（自治区、直辖市）	临床试验数量/件
华东	山东、江苏、安徽、浙江、福建、上海	426
华北	北京、天津、河北、山西、内蒙古	476
华中	湖北、湖南、河南、江西	153
华南	广东、广西、海南	103
东北	辽宁、吉林、黑龙江	143
西南	四川、云南、贵州、西藏、重庆	69
西北	宁夏、新疆、青海、陕西、甘肃	18

2. 国际平台登记的临床医学研究数量稳步提升

对 ClinicalTrials.gov 平台上登记的临床研究分析表明，中国在该平台注册的临床研究数量稳步上升，由 2013 年的 1024 件增至 2017 年的 1801 件，年均增长率达 19.0%（图 1-17）。

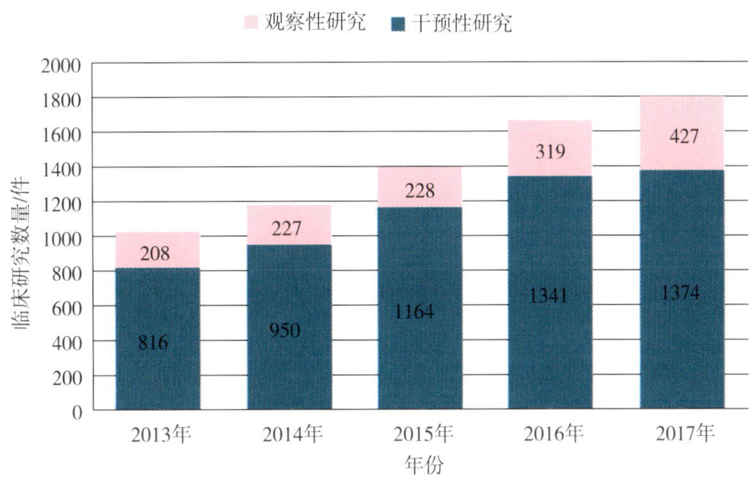

图 1-17 中国在 ClinicalTrials.gov 平台注册的临床研究数量及年度变化

数据来源：ClinicalTrials.gov 数据库

从研究类型上看，中国在 ClinicalTrials.gov 平台上注册的临床研究以干预性研究[①]为主，且干预性研究数量在全球的占比不断提升，从 2013 年的 5.2% 提升至 2017 年的 7.4%（图 1-18）。近年来，观察性研究的登记注册数量也在不断增加，登记数量占全球总数的比例从 2013 年的 5.1% 提升到 2017 年的 8.5%（图 1-19）。

ClinicalTrials.gov 平台的数据显示，北京与上海仍然是临床研究数量较多的地区，广东省 2017 年开展的临床研究数量为 348 件，位列全国第 3 位，第 4 位至第 10 位分别是江苏、浙江、天津、四川、湖北、河南、重庆（表 1-10）。

① 在《柳叶刀》临床研究基本概念中，将干预性研究定义为由研究者来分配暴露因素（如治疗）的临床研究，将观察性研究定义为由研究者对常规的临床实践进行观察的临床研究。

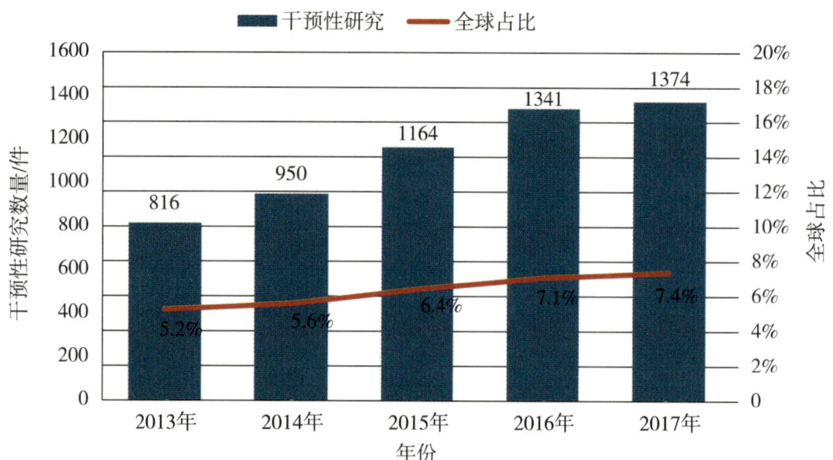

图 1-18 中国在 ClinicalTrials.gov 平台注册的干预性研究数量及全球占比

数据来源：ClinicalTrials.gov 数据库

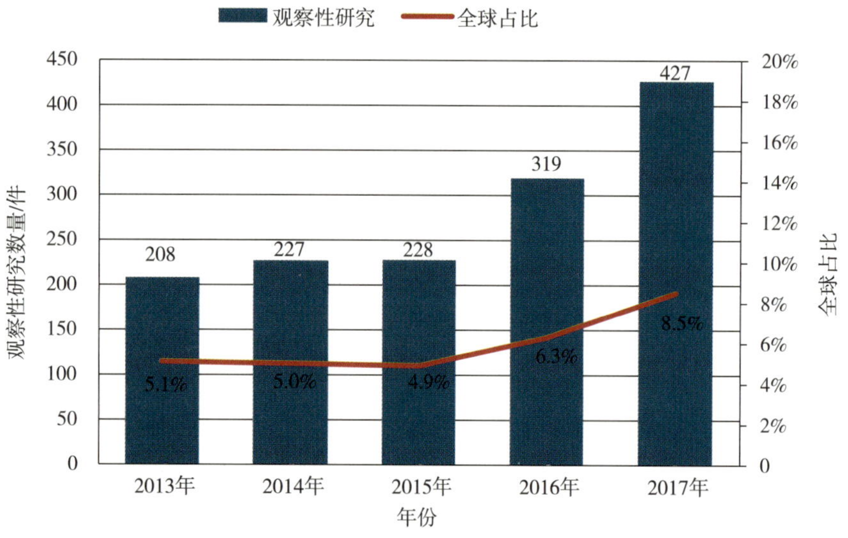

图 1-19 中国在 ClinicalTrials.gov 平台注册的观察性研究数量及全球占比[①]

数据来源：ClinicalTrials.gov 数据库

① ClinicalTrials.gov 平台中的年份是临床医学研究的开始年。

表 1–10　2017 年 ClinicalTrials.gov 平台注册的中国临床研究地区分布

单位：件

排名	地区	总数	干预性研究	观察性研究
1	北京	577	427	150
2	上海	442	346	96
3	广东	348	273	75
4	江苏	200	151	49
5	浙江	193	146	47
6	天津	122	102	20
7	四川	113	75	38
8	湖北	105	76	29
9	河南	100	72	28
10	重庆	98	76	22

（三）平台设施

从平台设施的发展现状来看，中国在医学实验室和药物临床试验机构的建设方面都有较大发展，尤其是自 2012 年中国启动国家临床医学研究中心的建设工作以来，截至 2017 年年底，中国已建设了 11 个疾病领域的 32 家国家临床医学研究中心。

1. 医学实验室

截至 2018 年 8 月，中国合格评定国家认可委员会（China National Accreditation Service for Conformity Assessment，CNAS）认定的医学实验室共 319 家（附录 2），其中，上海 41 家，北京 39 家，广东 24 家，浙江 23 家，湖北 19 家，天津 18 家，江苏 18 家，山东 17 家，辽宁 15 家，湖南 12 家，福建 11 家。

2. 药物临床试验机构

2005 年，CFDA 开始实施《药物临床试验机构资格认定办法（试行）》（国食药监安〔2004〕44 号）。2017 年，CFDA 共认定 156 家医疗机构具有药物临床试验机构资格，认定 106 家医疗机构具有药物临床试验机构新增专业资格。广东、山东及上海获得药物临床试验机构资格和药物临床试验机构新增专业资格的机构总数在所有省市中位列前 3 位（图 1–20）。

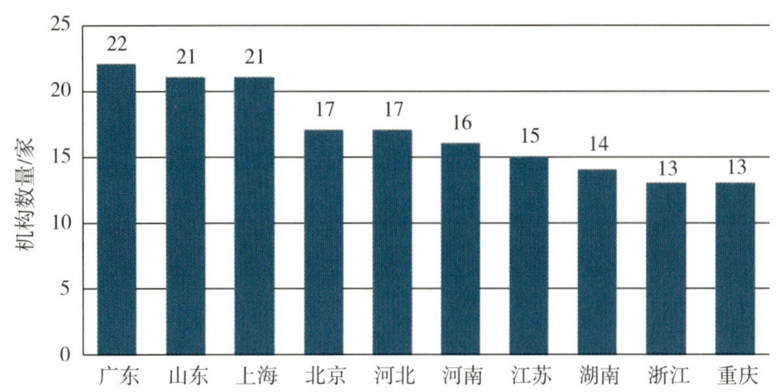

图 1-20　2017 年获得药物临床试验机构资格认定总数前 10 位的省、直辖市

注：包含药物临床试验机构资格和药物临床试验机构新增专业资格

从登记药物临床试验的机构来看[①]，各省市均有若干开展临床研究的优势机构。例如，北京协和医院、北京大学人民医院，上海市公共卫生临床中心、上海市徐汇区中心医院，无锡市人民医院、南京大学医学院附属鼓楼医院，吉林大学第一医院，中南大学湘雅医院等。其中，上海市公共卫生临床中心是 2017 年在药物临床试验登记与信息公示平台登记临床研究最多的机构（表 1-11）。

表 1-11　2017 年中国主要省市临床研究机构登记的药物临床试验数量

省市	排名	主要研究者所在单位	药物临床试验登记数量 / 件
北京	1	北京协和医院	36
	2	北京大学人民医院	35
	3	中国医学科学院肿瘤医院	34
	4	北京大学第一医院	31
	5	军事医学科学院附属医院	26
上海	1	上海市公共卫生临床中心	64
	2	上海市徐汇区中心医院	20
	3	复旦大学附属肿瘤医院	19
	4	复旦大学附属中山医院	16
	5	复旦大学附属华山医院	11

① 因北京、上海、江苏登记的药物临床试验数量较多，选取北京、上海、江苏药物临床试验登记数量较多的前 5 家主要研究者所在单位，选取吉林、湖南、广东、浙江、辽宁、山东、四川药物临床试验登记数量较多的前 3 家主要研究者所在单位进行统计。

续表

省市	排名	主要研究者所在单位	药物临床试验登记数量 / 件
江苏	1	无锡市人民医院	16
	2	南京大学医学院附属鼓楼医院	12
	3	苏州大学附属第一医院	12
	4	江苏省中医院	11
	5	江苏省疾病预防控制中心	11
吉林	1	吉林大学第一医院	58
	2	长春中医药大学附属医院	26
	3	吉林省肿瘤医院	3
湖南	1	中南大学湘雅医院	24
	2	中南大学湘雅三医院	18
	3	湖南省肿瘤医院	10
广东	1	中山大学肿瘤防治中心	24
	2	广东省人民医院	14
	3	中山大学附属第一医院	7
浙江	1	浙江大学医学院附属第二医院	19
	2	浙江大学医学院附属第一医院	13
	3	浙江省人民医院	12
辽宁	1	辽宁中医药大学附属医院	36
	2	中国人民解放军沈阳军区总医院	7
	3	中国医科大学附属盛京医院	7
山东	1	济南市中心医院	16
	2	青岛大学附属医院	14
	3	泰安市中医医院	5
四川	1	四川大学华西医院	33
	2	成都中医药大学附属医院	8
	3	中国人民解放军成都军区总医院	3

3. 国家临床医学研究中心建设

（1）建设背景

临床医学是卫生与健康产业的关键组成部分。中国临床医学领域特色鲜明，但在很多方面仍需深化布局和改良。一方面，中国临床医学研究拥有良好的发展基础：人口基数大，临床资源多，疾病种类丰富；国家机构具有强大的统筹管理能力，尤其在大型科技工程和项目的实施过程中，能够组织协调各地区、各级别的医疗机构开展联合攻关；中国临床试验周期相对较短，研究成本相对较低。上述特征为中国的临床医学研究奠定了良好基础，预示着中国临床医学研究具有深远的发展潜力和强大的爆发力。另一方面，中国医疗机构在数据资源共享和整合过程中缺少管理标准，在研究项目的实施和落地过程中遭遇瓶颈；多组织系统化合作研究起步较晚，实践经验不足；医疗规范化管理标准不明确，各地区诊治标准和临床操作路径不一致；临床数据质量参差不齐，临床资源的质量控制和管理系统尚不健全；专业专职的研究团队组建存在管理机制上保障不足的现象等。临床医学研究项目实施过程复杂，研究人员难以充分利用临床资源和疾病样本，研究规模难以进一步扩大、集成、有效融合，大部分临床医学研究仍处于初级阶段，研究成果、创新产品和适宜性技术尚未在全国进行广泛推广和普遍应用。

对于中国的临床医学研究发展来说，建设国家临床医学研究中心，是保障中国卫生与健康科技成果转化的有效途径，是提高中国医学创新能力的重要举措，是实现“健康中国”战略目标的有力支撑，对于中国医药卫生及健康产业规模化、层级化发展具有重要影响力。首先，国家临床医学研究中心是承接基础研究发现、技术成果转化、产品创新应用、标准规范制定的核心力量。其次，国家临床医学研究中心将弥补中国医学科技创新链条中的薄弱环节。最后，国家临床医学研究中心将为实现国家卫生与健康事业目标提供基础与保障。

（2）建设现状

2012 年，中国启动了国家临床医学研究中心的建设工作。截至 2017 年年底，已经先后 3 批在心血管疾病、神经系统疾病、慢性肾病、恶性肿瘤、呼吸系统疾病、代谢性疾病、精神心理疾病、妇产疾病、消化系统疾病、口腔疾病、老年疾病共 11 个疾病领域设立 32 家国家临床医学研究中心，建成中国重大疾病临床研究的“国家队”。根据计划，有关管理部门还将在感染性疾病、儿童健康与疾病、出生缺陷与罕见病、眼耳鼻喉疾病、免疫与皮肤疾病、中医等领域增设国家临床医学研究中心，以满足疾病防控和产品研发的需求（表 1–12）。

表 1-12 “十三五”国家临床医学研究中心建设主要疾病领域与临床专科

序号	疾病领域 / 临床专科	重点病种、技术领域	布局情况
1	心血管疾病	冠心病、心律失常、高血压等	已布局
2	神经系统疾病	脑卒中、颅内出血、癫痫等	已布局
3	恶性肿瘤	肺癌、乳腺癌、胃癌、肝癌等	已布局
4	呼吸系统疾病	慢性阻塞性肺气肿、哮喘、肺炎等	已布局
5	糖尿病与代谢疾病	2 型糖尿病、自身免疫性糖尿病等（糖尿病）	已布局
		甲状腺疾病、垂体瘤、营养障碍、肥胖等（内分泌疾病）	未布局
6	精神心理疾病	抑郁症、精神分裂症、睡眠障碍	已布局
7	感染性疾病	艾滋病	未布局
		病毒性肝炎	未布局
		结核病	未布局
		血吸虫等寄生虫病	未布局
		细菌和真菌类疾病	未布局
8	老年疾病	帕金森、老年痴呆、老年共病等	已布局
9	肾病与泌尿系统疾病	慢性肾小球肾炎、肾病综合征、慢性肾功能衰竭等（肾病）	已布局
		前列腺疾病、泌尿系统感染、泌尿系统肿瘤、泌尿系统结石等（泌尿系统）	未布局
10	妇产疾病	子宫肌瘤、卵巢囊肿、子宫内膜异位等	已布局
11	消化系统疾病	消化道早癌、炎症性肠病、肝硬化、胰腺炎等	已布局
12	口腔疾病	口腔颌面肿瘤、口腔颌面损伤、牙周病等	已布局
13	儿童健康与疾病	儿童健康与儿童疾病	未布局
14	出生缺陷与罕见病	结构性出生缺陷、遗传代谢病等	未布局
15	骨科与运动康复	腰椎间盘突出、颈椎病、创伤、骨科退行性疾病等（骨科疾病）	未布局
		运动康复、神经康复等（康复）	未布局

续表

序号	疾病领域 / 临床专科	重点病种、技术领域	布局情况
16	眼耳鼻喉疾病	白内障、青光眼、屈光不正等（眼部疾病）	未布局
		耳聋等（耳鼻咽喉疾病）	未布局
17	免疫与皮肤疾病	皮肤肿瘤、免疫相关皮肤病、性病等（皮肤）	未布局
		系统性红斑狼疮、类风湿关节炎、过敏性疾病等（免疫疾病）	未布局
18	血液系统疾病	白血病、贫血等	未布局
19	职业病	职业性尘肺病、化学中毒、放射性损伤疾病等	未布局
20	地方病	包虫病、大骨节病、地中海贫血等	未布局
21	中医	心血管疾病、神经系统疾病、恶性肿瘤、代谢性疾病等（重大慢病）	未布局
		妇科、皮肤、免疫等（优势病种）	未布局
		针灸、其他非药物疗法等（特色疗法）	未布局
22	影像医学		未布局
23	医学检验		未布局
24	病理诊断		未布局
25	麻醉医学		未布局
26	急危重症		未布局
27	放射与治疗	介入治疗	未布局
		生物治疗	未布局
		放射治疗	未布局
28	医学营养		未布局

数据来源：《国家临床医学研究中心五年（2017—2021 年）发展规划》（国科发社〔2017〕204 号）。

为进一步加强国家临床医学研究中心的建设和发展，完善布局、强化管理、严格评估，2017 年 7 月 19 日，科技部、原国家卫生计生委、军委后勤保障部和原食品药品监管总局发布了《国家临床医学研究中心五年（2017—2021 年）发展规划》《国家临床医学研究中心管理办法（2017 年修订）》和《国家临床医学研究中心运行绩效评估方案（试行）》3 份文件（国科发社〔2017〕204 号）。《国家临床医学研究中心五年（2017—2021 年）发展规划》在整体层面上提出了中国临床医学研究中心建设的战略需求、指导思想、总体目标和重点任务。《国家临床医学研究中心管理办法（2017 年修订）》明确了各相关主体的职责与任务、申报和评审环节、建设运行管理和绩效评估要求等。《国家临床医学研究中心运行绩效评估方案（试行）》明确了临床医学研究中心建设水平、科研产出、公共服务等 3 个一级评估指标、8 个二级评估指标和 20 个三级评估指标。

根据《国家临床医学研究中心五年（2017—2021 年）发展规划》的目标，到 2021 年年底，国家临床医学研究中心将针对重大需求，在主要疾病领域和临床专科统筹建成约 100 家的中心，引导建设网络成员单位，针对区域特有重大疾病建设省部共建中心，鼓励各地方开展省级中心的建设，完善领域与区域布局；构建体制化、机制化的转化推广体系，打造一批规范化、标准化、规模化的健康医疗大数据平台、生物样本库和信息库，搭建国际一流的临床研究公共服务平台；开展 20 ~ 30 项万人以上规模的疾病人群队列研究，开发 50 ~ 80 项疾病综合治疗方案，研究制定不少于 15 项国际水平的临床实践指南，普及推广一批医学科技成果。到 2021 年年底，形成布局合理、定位清晰、管理科学、运行高效、开放共享、协同发展的国家临床医学研究创新体系，有效提升临床诊疗水平，推动医疗质量均质化，带动整体医疗水平的提高，促进健康产业的发展。

截至 2017 年年底，32 家国家临床医学研究中心拥有专职办公场地累计达 2.54 万平方米，其中包括依托单位为国家临床医学研究中心（本章以下简称“临床中心”）配备或共同使用的大数据中心、远程会诊平台、生物样本资源中心、医学研究实验室等设施。2017 年，32 家临床中心共获（依托单位提供）用于中心日常运营的经费总额达 3.84 亿元；获外部单位提供，用于临床研究、设备购置、质量控制、创新工程、信息化建设等的经费总额达 11.73 亿元。

截至 2017 年年底，32 家临床中心中，9 家获 ISO9001 质量管理体系认证，4 家获 ISO17025 实验室管理标准认证，7 家获 ISO15189 医学实验室标准认证。

（3）建设成效

按照《国家科技创新基地优化整合方案》的建设要求和《国家临床医学研究中心管理办法（2017 年修订）》的职责任务，32 家临床中心围绕重大疾病建立管理办法，细化工作方案，完善资源配置机制和平台建设，在多中心临床研究、样本库搭建、标准水平认证方面完善能力建设，为临床研究突破奠定基础。

1）临床研究

临床中心需整合集成临床医学的研究资源和研究力量，按照创新全链条设计、一体化布局，重点开展临床询证研究、转化应用研究、应用推广研究及防控战略研究。

2017 年，32 家临床中心共开展临床医学试验 1020 项，其中，药物临床试验 367 项，医疗器械临床试验 103 项，其他临床试验 550 项（表 1-13）；处于启动阶段 26 项，在研阶段 903 项，已结束 91 项；前瞻性试验 989 项，回顾性试验 31 项；国际多中心临床试验 149 项，国内多中心临床试验 623 项；牵头开展临床试验 470 项；3 项临床试验结果被国际疾病防治指南或共识引用，17 项临床试验被国内疾病防治指南或共识引用。

表 1-13　2017 年临床中心开展临床研究数量统计

单位：项

所属领域	临床医学试验	药物临床试验	医疗器械临床试验	其他临床试验
心血管疾病	72	11	10	51
神经系统疾病	23	13	1	9
慢性肾病	52	9	0	43
恶性肿瘤	332	111	5	216
呼吸系统疾病	105	55	9	41
代谢性疾病	10	7	0	3
精神心理疾病	47	16	1	30
妇产疾病	30	6	0	24
消化系统疾病	62	17	5	40
口腔疾病	45	4	22	19
老年疾病	242	118	50	74

2）人才队伍

临床中心利用多种途径和资源培养医学研究领军人才与创新团队，在实践中培养和锻炼出一批国际一流水平的优秀青年科学家、临床研究专业人才和科研技术人才。临床中心支持人才的双向交流与人才结构优化，一方面，临床中心配合国家及地区人才计划，根据临床中心建设需求与依托单位招聘计划引进专业化、高素质的优秀领军人才，充实人才队伍储备；另一方面，鼓励临床中心人才输出，扩大临床中心技术及人才影响力，支持临床中心培养的优秀人才进入优秀的科研及其他医疗机构，为医疗资源有限或不足的地区提供临床研究人才，提高创新活力。

3）辐射带动

临床中心围绕中国重大慢病和常见多发病的防治需求，完善领域布局和区域布局，在新建中心的布局上注重不同区域的平衡，引导建设临床中心网络成员单位，鼓励各地方建设省级临床医学研究中心，形成全国性的网络体系。基于这一网络体系，临床中心及网络成员单位需面向广大基层的实际需求，开展技术培训和适宜技术推广，加强实施远程会诊和临床指导，与医疗联合体等各类联盟形成有效衔接，大幅提升基层医疗机构服务水平。

2017 年，32 家临床中心共建设网络成员单位 9446 个，分布在全国 32 个省、自治区、直辖市及香港特别行政区（图 1-21）。心血管疾病、老年疾病、呼吸系统疾病 3 个疾病领域网络成员单位数量较多。

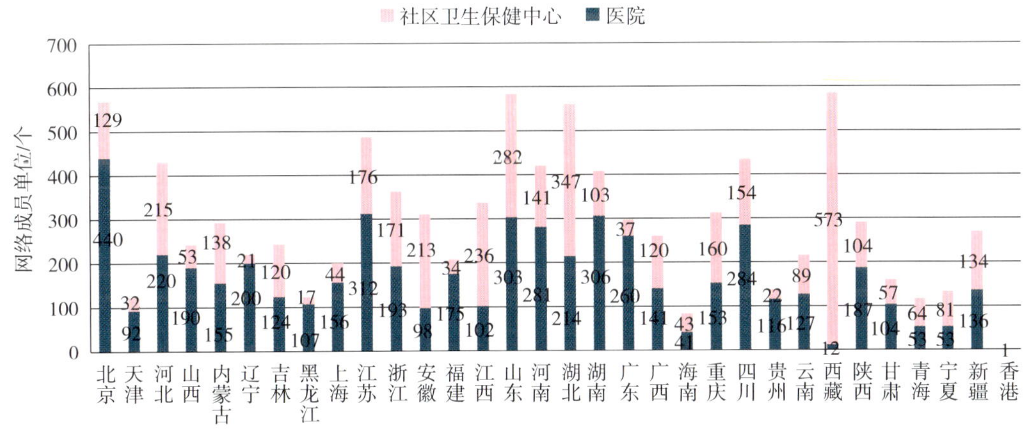

图 1-21　全国临床中心网络成员单位分布情况

基于医学科技公益性特点，针对重大疾病、公共卫生、人口发展等全球性重大科学问题，中国正迫切寻求学术交流与合作汇聚的新模式。临床中心借助依托单位与自身平台，评估并结合中国科技发展的特点与优势，通过联合研发、技术推广、人才培养等方式开展多边多元科技合作，建设高水平区域合作研究网络，开展重大疾病协同创新研究。临床中心及依托单位参与了各类产学研合作基地的建设工作，为区域医疗资源共享和服务水平协同发展奠定基础。目前，天津医科大学肿瘤医院协同津京冀三地的57家医院联合成立“津京冀”甲状腺癌专科联盟，将由点带面地将区域协作向更大范围覆盖，促进诊疗水平向更加全面化、规范化、均衡化和精准化的方向继续迈进；上海交通大学医学院附属瑞金医院国家代谢性疾病临床医学研究中心的“代谢性药物产学研联盟”已经初步建成了由“上游——药物研发基地、中游——药物临床试验基地、下游——药物开发及生产基地”的三环联动的产学研模式，以期能在未来的几年内，实现降糖药物国产化。

4）技术推广

加强疾病意识、竖立健康观念、提高民众参与度，对于健康社会乃至健康中国的建设具有重要意义。临床中心在科普服务和健康教育方面投入大量精力和时间，帮助公众提高健康知识，保证科普知识的前沿性、科学性和权威性；探索科技传播与文化融合的发展模式，促进新媒体技术在医疗技术传播中的应用；吸引和鼓励广大群众积极参与疾病防治技术的科学研究和诊治策略的评价工作；提高公众科学素养，掌握健康相关知识，建立健康的生活方式，有效降低重大疾病的患病风险。临床中心技术推广活动主要包括基层适宜技术推广、网络协同服务、帮扶地方“精准”对接、科普基地建设等科技活动，旨在实现规范化标准化新技术方案的推广、优质医疗资源的下沉、贫困地区医疗系统改良、公众健康知识普及。2017年，中国人民解放军总医院国家肾脏疾病临床医学研究中心牵头开展“万名肾科基层医生慢性肾脏病及血液净化培训项目”，促进中国基层医院肾内科发展和整体提高；首都医科大学附属北京儿童医院及国家呼吸系统疾病临床医学研究中心等机构共同主办的“中国儿童哮喘行动计划”，创新性地通过“互联网+”技术，吸引医生、哮喘教育人员和患儿家庭成员的共同参与，实现哮喘病人的有效管理，减少急诊就医需求。

总体而言，2017年，32家临床中心通过会议宣传、学习班、手术演示等形式开展技术推广活动2434次，累计推广预防模式、诊治技术、决策管理、标准化操作等专业技术307项；面向地方医院、社区保健机构等医疗服务机构共开展疾病诊治指南、临床操作规范化培训等人员培训活动1843次，累计培训人员116万余人次，其中，专科医务人员15.29万人次，临床科研人员2.72万人次；充分运用互联网和通信技术，加强远程会诊与指导、教育培训等网络服务，共开展疑难病例会诊等远程医疗活动5234次，累计服务142万余人，对接单位累计达4179家；开展社区义诊、疾病宣教等健康扶贫活动694次，辐射覆盖人群38万余人次，旨在强化基层医生的疾病防治理念，提高疾病诊断准确率和控制状况。

此外，临床中心积极推动和引导中心及网络成员单位纳入国家特色科普基地，面向广泛的患者、家属及群众开展健康医疗知识科普活动，普及疾病概念，树立正确的疾病和健康意识，掌握疾病防控、常规护理、应急救助的适宜技术，提高全民健康素质。2017 年，临床中心参与组织疾病宣传日等科普教育活动 235 项，累计开展科普讲座 1026 次，主编或参与编写科普出版物 33 部。除线下科普活动外，门户网站、微信公众号等网络宣传及互动平台为医生与民众的沟通提供了更多渠道。2017 年 18 家临床中心设有公众宣传网站，4 家临床中心已开设 12 个科普公众号，并进行定期更新。

5）国际合作

开放合作是临床中心的布局任务之一。对于临床医学能力突出的研究机构和团队来说，需积极开展疾病防控领域的国际科技交流与合作，充分了解国际临床医学的关注热点，对接国际临床研究发展趋势，打造国际化临床科研攻关团队，重点推进“一带一路”沿线国家及周边地区的临床医学研究合作。

学术交流是国内外临床医学研究对接合作的初步阶段。临床中心与世界一流大学、研究院所、医疗机构、跨国企业建立战略合作伙伴关系，通过人才流动、项目合作、基地共建等形式搭建具有国际血液的临床医学研究创新团队和创新网络；在心血管疾病、恶性肿瘤、神经系统疾病、呼吸系统疾病、代谢性疾病、精神心理疾病等重大疾病领域，加强与医学高水平国家的临床医学研究合作，组织开展国际化、高质量的多中心临床医学研究，充分利用全球资源，加强中国临床医学研究的能力建设。

2017 年，临床中心共参与或组织召开学术交流会议 403 场，其中，国际学术会议 77 场，国内学术会议 326 场；累计参会人数超过 26.93 万人次，共组织召开千人以上学术会议 57 场，部分会议已经在国内外形成较大的行业影响力。

2017 年，临床中心在已布局的疾病领域开展了一系列国际会议，结合国家“一带一路”倡议背景，重点面向“一带一路”沿线国家及非洲地区，通过国际学术会议积极开展科技交流活动，推广技术和应用平台，为国际合作团队建设打下基础。南京总医院国家肾脏疾病临床医学研究中心被国际肾脏病学会（International Society of Nephrology，ISN）授予 ISN 区域培训中心（ISN Regional Training Center），并与新疆医科大学第一附属医院和美国布朗大学签订三方合作协议，并组织首届“肾脏疾病丝路论坛”，全面提升中国在中亚地区肾脏病领域的影响力；首都医科大学附属北京友谊医院国家消化系统疾病临床医学研究中心举办第二届“一带一路高级消化内镜国际大讲堂”，旨在推动“一带一路”沿线国家消化内镜整体水平的提高和技术更新，建立互助纽带和长期的学术交流渠道。

（四）成果转化

随着中国临床医学研究规范化和专业化的发展，创新药物和医疗器械审评审批政策改革不断深入，2017 年，中国在生物医药领域取得了丰硕成果，并获批进入国内市场。

1. 创新药物

2017 年，CFDA 通过技术审查提案，批准了一批创新药物、临床急需药物、专利过期药物和中国首例具有明显临床价值的仿制药；共批准上市药品（包括药品批准文号）394 个，其中，化学药 369 个，中药民族药（以下简称“中药”）2 个，生物制品 23 个；国产药品 278 个，进口药物 116 个；纳入优先审查评估 53 个批次，占 13.5%。

值得特别关注的是，2017 年 10 月，CFDA 批准了由中国独立研发、具有完全自主知识产权的创新性重组疫苗产品——重组埃博拉病毒病疫苗（腺病毒载体）的新药注册申请。在此之前，全球仅有美国和俄罗斯两个国家具有可供使用的埃博拉病毒病疫苗。与国外的液体剂型埃博拉病毒病疫苗相比，我国的冻干剂型埃博拉病毒病疫苗具备更为优良的稳定性，在运输和使用中具备更加突出的优势。

此外，在抗肿瘤药物领域，批准了甲磺酸奥昔替尼片剂，世界上第一种第三代晚期肺癌靶向药物；伊替替尼胶囊，适用于治疗已经接受至少一种治疗的套细胞淋巴瘤和慢性淋巴细胞白血病患者的布鲁顿酪氨酸激酶（BTK）抑制剂；Vermofenib 片剂，世界上第一种治疗恶性黑色素瘤的靶向药物；Recomtinib 磷酸盐片剂，世界上第一种用于治疗骨髓纤维化的药物。

在抗感染药物领域，批准了盐酸达洛胺酰胺片剂、Aspirave 软胶囊、西米塔维格胶囊、Sophosviral 片剂、Obapigli 片剂、达沙布韦片剂等药物，解决国内抗病毒药物临床需求。

在风湿性疾病和免疫药物领域，批准了枸橼酸托利铂片剂，世界上第一种针对口腔类风湿关节炎的靶向药物。

在内分泌系统药物领域，批准了达格列净片，世界上第一个全新的口服降糖药物。

在皮肤面部药物领域，批准了阿达木单抗注射液，中国第一个全人源TNF-α单克隆抗体，在抗药物抗体的生产和安全性方面具有一定优势；雷沙吉兰甲磺酸盐片剂，该药在国外用于早期帕金森病的一线单药治疗，或者与左旋多巴联合用于治疗中度至重度帕金森综合征。

在消化系统药物领域，批准了阿普唑仑肠溶片，这是质子泵抑制剂在国内的首创创新药物，适用于治疗反流性食管炎，为临床提供了更有效的治疗方案，并增加了临床可达性。

在呼吸系统药物领域，批准了丹龙口服液，该药是中国市场许可证持有人体系试点实施以来首个获得批准的中药新药品种，为哮喘患者提供了新的安全有效的治疗方案。

2. 创新医疗器械

2017年，CFDA共完成了323项创新医疗器械审查，确定63个产品进入创新医疗器械特别审批通道；批准注册分支型主动脉覆膜支架及输送系统等12个创新产品上市。其中，有源医疗器械4项，无源医疗器械8项，与2016相比总数增加2项。

2017年全年注册的境内第三类医疗器械，除体外诊断试剂外，共涉及《医疗器械分类目录》中25个子目录中的产品。注册数量前5位的境内第三类医疗器械是：医用高分子材料及制品，植入材料和人工器官，注射穿刺器械，医用光学器具、仪器及内窥镜设备，手术室、急救室、诊疗室设备及器具。与2016年相比，医用高分子材料及制品产品增长56.5%，从第2位跃升至第1位；植入材料和人工器官产品下降10.5%，位居第2位；医用光学器具、仪器及内窥镜设备和注射穿刺器械产品数量与2016年基本持平；手术室、急救室、诊疗室设备及器具产品虽增长了24.3%，但仍然位居第5位。

2017年获批的创新产品核心技术，具有显著的临床应用价值，包括分支型主动脉覆膜支架及输送系统、经皮介入人工心脏瓣膜系统、介入人工生物心脏瓣膜、植入式心脏起搏器、左心耳封堵器系统用于心血管疾病的手术治疗；腹主动脉覆膜支架系统用于肾下腹主动脉瘤和主髂动脉瘤的腔内治疗；低温冷冻手术系统用于临床中除空腔肿瘤外的实体肿瘤冷冻治疗等。

第二章　国内外临床医学研究政策与法规

临床医学研究的管理规范对确保临床医学研究质量、保障受试者权益和安全非常重要。随着医学科学和技术的发展，临床医学研究指导原则、伦理审查法规和监督管理体系也在不断完善。

一、管理规范

世界各国对临床医学研究的规范化管理，是伴随着医学研究和制药工业的发展而逐步形成并完善的。在人体的研究中对受试者保护的观念可以追溯到 12—13 世纪，西班牙哲学家 Maimonides（1125—1204 年）和英国哲学家 Roger Bacon（1214—1292 年）提出要谨慎对待在人体上进行的研究[①]。19 世纪杰出的生理学家现代试验医学之父 Claude Bernard 提出的试验医学原则至今仍被科学家广泛引用。1947 年诞生的《纽伦堡法典》，其核心内容就是保障受试者权益。

（一）发展概况

临床试验管理规范已在很多国家以法规形式颁布执行，临床试验的规范管理成为各国政府及其药品监督管理部门的重要职责之一。临床试验的规范管理历程大致可分为 3 个时期[②]：第一个时期 （20 世纪初至 60 年代），是临床试验管理体系逐步形成时期；第二个时期 （20 世纪 70 年代至 80 年代），是各国临床试验规范化和法制化管理逐步形成时期；第三个时期（20 世纪 90 年代至今），是临床试验管理规范国际统一标准形成时期。

---

① RUTECKI G W, YOUTSEY M, ADELSON B. The institutional review board：a critical revisit to the protection of human subjects[J]. Ethics & medicine, 2002, 18(3): 135.

② 中国抗癌协会临床肿瘤学协作专业委员会 (CSCO). 药品临床试验管理世界发展概况 [EB/OL]. [2018-11-13]. http://www.csco.org.cn/gcp/class/zhn001.htm.

1. 第一个时期（20 世纪初至 60 年代）：临床试验管理体系逐步形成时期

20 世纪初期，人类真正开始进入药物研制和生产的时期。最初，药物的研制生产由实验室或家庭开展，政府对药品的生产、买卖和宣传几乎没有限制，也没有相应的管理机构和法律规范予以约束。

纵观历史，大部分法规文件的出台都是源于一些特殊的危机或历史事件。1938 年，人们发现磺胺（Sulfanilamide）能够治疗感染性疾病，当时广泛用于治疗咽部感染。为了使该药品便于服用，生产者加入二甘醇（Diethylene Glycol）促使颗粒溶解，将该药剂型由颗粒变为液体。美国一些民众服用这种药品后，出现恶心、呕吐、严重腹痛、肾脏衰竭，甚至导致死亡的情况。由于当时没有药品上市前进行安全性试验的规定，在发现问题后， FDA 既未采取强制性措施阻止其生产，又未要求生产者迅速进行回收，结果造成 100 多人死亡。这一事件发生后，美国政府认识到药品上市前确定其安全性的必要。同年，美国国会通过了《联邦食品、药品和化妆品法案》(Federal Food，Drug and Cosmetic Act，FFDCA)，并由 FDA 强制实施这一法案。FFDCA 规定，药品上市前必须进行安全性临床试验，并通过“新药审批”程序提交安全性临床试验的结果证据。随着这一法案的实施，美国相继出台了一系列有关药品审批的规定，也促使 FDA 由反映情况的机构转变为监督管理机构。随着监督管理权限的不断发展，FDA 作为药品监督管理机构在保证公众健康上发挥了重要作用。然而，FFDCA 还未针对药品的有效性评价及临床试验方法的科学性等问题做出具体明确的规定。

第二次世界大战期间，纳粹分子借科学实验之名，进行了大规模反人类的人体实验（Human Experiment）。战争结束后，纽伦堡法庭还制定了人体实验的基本原则，作为国际上进行人体实验的行为规范，即《纽伦堡法典》，并于 1946 年公布于世。

20 世纪 60 年代，震惊世界的“反应停”事件促进了药品监管法规的进一步完善。“反应停”是一种被广泛用于缓解妊娠引起呕吐的药物，名叫“沙利度胺”。这一药品会严重阻碍胎儿四肢的生长，导致新生儿出现严重的形体缺陷，被称为“海豹肢症”。由于当时欧洲各国对药品临床试验没有严格的监管要求，该药未经临床试验就在欧洲各国、日本、澳大利亚等地上市，并被广泛使用，数千名服用这种药品的孕妇生出相似的畸形胎儿时仍未引起注意。这一惨痛事件，使各国政府充分认识到需要通过立法监督管理药品安全，要求药品上市前要经过规范、安全、有效的临床试验评价，并赋予药品监督管理部门审批新药的权力，行使强制性监督检查职能，也使得药品的安全性成为所有国家药品监督管理的基本原则。

2. 第二个时期（20 世纪 70 年代至 80 年代）：临床试验规范化和法制化管理形成时期

国际医学科学组织理事会（Council for International Organizations of Medical Sciences，CIOMS）于 1964 年召开了第 18 届世界医学大会（World Medical Assembly），会议通过了对医学研究的指导性建议——《赫尔辛基宣言》。1975 年，第 29 届世界医学大会对该宣言进行了第一次修订，此后又进行了多次修订，逐渐完善了涉及人体试验必须遵循的原则，这些原则为现今临床试验管理规范核心内容奠定了基础。20 世纪 70 年代后期，CIOMS 与世界卫生组织（World Health Organization，WHO）合作开展与生物医学研究有关的伦理学工作。1982 年，CIOMS 与 WHO 合作推出《涉及人的生物医学研究的国际伦理准则》（International Ethical Guidelines for Biomedical Research Involving Human Subjects）。韩国（1987 年）、日本（1989 年）、加拿大（1989 年）、澳大利亚（1991 年）、英国（2004 年）等国家也先后制定和颁布了各自的临床试验管理规范。这些规范的颁布和实施，推动国际临床试验进入规范化和法制化管理的新时期。

“反应停”事件后，德国于 1976 年制定了欧洲最早关于药品责任的专项法规——《药品伤害法》，该法规规定了缺陷药品生产者的责任，随后于 1978 年施行新的《药品法》（German Medicines Act）①，规定了药品损害责任②。同时，一些国家也逐渐发现了临床试验中方法科学性、数据可靠性、伦理道德等方面存在的各种问题。由于欧洲各国的地理位置和组织联系，欧共体在 20 世纪 80 年代开始起草适用于欧洲各国的统一临床试验管理规范，按照这一标准实施的临床试验结果将被各成员国认可，并于 1991 年 7 月颁布了《欧共体国家药品临床试验规范》。

3. 第三个时期（20 世纪 90 年代至今）：临床试验管理规范国际统一标准形成时期

美国 FDA、美国制药工业协会、欧洲委员会③、欧洲制药工业协会、日本厚生劳动省（MHLW）和日本制药工业协会共同发起人用药品注册技术要求国际协调会（International Conference on Harmonization of Technical Requirements for Registration

① German Medicines Act(Arzneimittelgesetz, AMG)[EB/OL].[2018-11-18]. http://www.gesetze-im-internet.de/englisch-amg/englisch-amg.html.

② 佟乐 . 德国药品损害赔偿法律制度对中国的启示 [J]. 中国药事，2012，26（11）：1206-1209.

③ 欧洲委员会也称“欧洲理事会”（Council of Europe）。

Pharmaceuticals for Human Use，ICH）[①]，并于 1991 年在比利时布鲁塞尔召开了第 1 次大会，商讨制订药物临床试验质量管理规范（Good Clinical Practice，GCP）国际统一标准。之后，ICH 又通过多次会议审议制定了关于人用药品注册的标准及指导原则，包括 ICH 的药品临床试验管理规范、快速报告的定义和标准、临床试验报告的内容与格式等。ICH 受到来自世界各国的广泛关注和积极响应，每次大会都有数千名参会者，WHO 都会委派观察员到会并参加各个标准及指导原则的制定。中国代表团参加了 2000 年在美国圣地亚哥召开的第 5 次（ICH5）全体大会及各分组会议。

1993 年，WHO 制定并颁布了适用于各成员国的《药品临床试验规范指导原则》。目前，世界各国临床试验，特别是多中心的临床试验，均以 WHO 和 ICH 的临床试验规范指导原则为参照标准。

（二）临床医学研究基本规范

1.《纽伦堡法典》

第二次世界大战结束后，在纽伦堡审判末期，为规范人体试验的行为，纽伦堡法庭汇编了涉及人体试验的基本伦理道德标准——《纽伦堡法典》，该法典成为第一部规范人体试验的伦理准则。

《纽伦堡法典》包括 10 条关于人体试验的道德规范[②]，认同了临床医学研究对社会所带来的潜在价值，同时也强调了受试者必须自愿参与临床医学研究。《纽伦堡法典》指出，开展临床医学研究时必须最大限度地优先保证受试者的权利，并符合伦理要求。《纽伦堡法典》规定了医学人体试验必须遵循的目的，也规定了医学人体试验应当遵循的基本原则；既规定了受试者的一系列权利，又规定了医学人体试验的操作者必须履行的基本义务。《纽伦堡法典》对人体试验做出的各项规定，为以后人体试验的规范化提供了蓝本，并奠定了良好的基础。

2.《赫尔辛基宣言》

随着生物医学研究的发展，《纽伦堡法典》的原则已经不能完全涵盖生物医学研究的范围和复杂性。《赫尔辛基宣言》于 1964 年在世界医学大会上发布。作为重要

---

① ICH 在 2015 年 10 月 23 日召开大会宣布对 ICH 进行改革，并更名为 The International Council for Harmonisation（国际协调理事会）。

② The Nuremberg Code[EB/OL].[2018-11-18]. https://history.nih.gov/research/downloads/nuremberg. pdf.

的国际伦理准则,《赫尔辛基宣言》对国际、国家、地区相关法规的制定都有非常大的影响。

《赫尔辛基宣言》是有关伦理原则的一项声明,涉及人类受试者的医学研究,尤其是对可确定的人体材料和数据的研究。虽然《赫尔辛基宣言》主要针对医生,但世界医学会(World Medical Association,WMA)也鼓励涉及人类受试者的医学研究参与者接受这些原则。1964 年的《赫尔辛基宣言》就明确了知情同意原则,随着《赫尔辛基宣言》的多次修订,对受试者权益保护的内容也不断完善。2013 年在巴西召开的第 64 届世界医学大会通过了《赫尔辛基宣言》的第 9 次修订,在结构上进行了调整和细化,将 37 个条款进行结构划分,共分为 12 个部分,并对风险、负担和获益、科学要求和研究方案、研究伦理委员会、隐私和保密、知情和同意等各部分做了详细规定。

3.《涉及人的生物医学研究的国际伦理准则》

1982 年,CIOMS 与 WHO 推出《涉及人的生物医学研究的国际伦理准则》(以下简称《CIOMS 伦理准则》)后,分别在 1993 年和 2002 年进行了修订。《CIOMS 伦理准则》采纳了《贝尔蒙报告》(美国国家保护生物医学和行为研究人类受试者委员会于 1979 年发表)中提到的 3 项基本原则,并沿用了《纽伦堡法典》及《赫尔辛基宣言》中的大部分内容,对非政府资助的研究项目及涉及弱势群体的研究提出了指导原则。

第 4 版《CIOMS 伦理准则》于 2016 年发布,其适用范围从 2002 年版的生物研究扩大到与健康相关的研究,新增内容包括不涉及人体但使用了健康相关数据的研究。另外,新版《CIOMS 伦理准则》还提出了新的伦理原则和规范。例如,在资源匮乏地区如何实现公平的研究,如何在样本和数据研究中实施再次同意、免除同意、知情后选择不参与,如何实现样本和数据研究的利益分享等。

4.《药物临床试验质量管理规范》

人用药品注册技术要求国际协调会(ICH)讨论与界定了研发药物的开发与注册的最低标准,商定了一套在全球范围内能够被接受的 GCP,即 ICH GCP。ICH GCP 于 1997 年被写入美国联邦注册法,日本、欧盟也于 1997 年实施 ICH GCP。ICH GCP 明确了临床试验执行时的操作事项及职责,是国际上设计、执行、记录和报道有人类受试者参与研究的伦理及科学质量标准,已经成为临床试验应遵循的首要国际指南。

ICH 于 2016 年 11 月 9 日发布 GCP 增补件 ICH-GCP E6（R2），目的是为了鼓励在临床试验的方案设计、组织实施、监察、记录和报告中采用更加先进和高效的方法，如计算机化系统、基于风险的质量管理体系和中心化监察等，以保证受试者的权益和临床试验数据的质量。新版 GCP 指导原则未对原版进行结构和文字的修改，而是采用补充条款的形式，共增加条款 26 条，涉及总则、名词解释、GCP 原则、研究者的职责、申办者的职责和临床试验保存文件 6 个章节。

（三）国际主要国家管理规范

世界各国都在不断加强和完善对临床医学研究的规范化管理，以下列举美国、英国、日本和中国的相关法规和规范。

1. 美国《联邦法规》（45CFR46、21CFR56）

1906 年，FDA 发布《联邦食品和药品法》，要求每种药物的标签必须是准确的，但是并未要求检测药物的安全性。直到 1938 年，实施《联邦食品、药品和化妆品法案》，第一次要求药物在上市前应有安全、有效的科学证据。20 世纪 60 年代以来，尤其是“反应停”事件的发生，促使美国国会和联邦政府制定并颁布了大量的法律文件，以加强对受试者的保护，并逐渐形成了一套较为成熟的法律机制。例如，1962 年《Kcfauvcr-Harris 修正案》的颁布，对新药的批准制定了更加严格的安全与疗效的要求。

美国联邦纪事办公室（Office of the Federal Register，OFR）编撰的《联邦法规》（Code of Federal Regulations，CFR）是综合性的法律汇编，汇集了联邦政府的行政法规和部门规章，其第 45 卷第 46 部分（45CFR46）和第 21 卷第 56 部分（21CFR56）集中规定了对人体试验受试者保护的具体措施。

为了规范由美国健康与人类服务部（Department of Health and Human Services，HHS）资助的临床医学研究工作，45CFR46 于 1981 年首次公布。45CFR46 包括 Subpart A-D 共 4 部分内容，经 1991 年修改后，适用于 17 家美国联邦机构资助的临床医学研究。Subpart A 部分主要规定了机构伦理委员会（Institutional Review Board，IRB）审查和知情同意两种基本保护措施。Subpart B-D 则分别规定了对孕妇、囚犯和儿童等特殊弱势受试者的附加保护措施。

21CFR56 由 FDA 制定并执行，包括 Subpart A-E 共 5 部分内容，主要规定了

IRB的人员构成、职能和工作程序等。由于FDA的职责是负责审查新的医药产品(药品、医疗器械、疫苗等）上市前的安全性和有效性，因此，21CFR56 适用于所有为了获得 FDA 审批上市销售许可的产品所进行的临床试验。

2. 英国《人体医学临床试验规范》

英国 2004 年制定《人体医学临床试验规范》，对伦理委员会的意见，临床试验的授权和临床试验的行为，药物警戒性、试验性的医药产品的生产和进口，医药产品的标签及执法等进行了规定。该规范还明确了英国伦理委员会的具体管理部门、认可或废止程序、申请与审评程序等内容，并要求建立英国伦理委员会管理机构（United Kingdom Ethics Committees Authority，UKECA），负责建立、认可及监督英国伦理委员会。为贯彻实施《人体医学临床试验规范》，英国国家医疗服务体系（National Health Service，NHS）成立特别咨询小组，负责对 NHS 伦理委员会的运行情况进行全面审查，并提出改进意见[①]。NHS 于 2007 年 4 月撤销了 UKECA，成立了全国伦理研究服务体系（National Research Ethical Services，NRES）。NRES 负责 NHS 伦理委员会的设立及成员的任命、经费预算、人员培训等事务。

3. 日本《药物临床试验管理规范》

日本厚生劳动省 1990 年制定的《药物临床试验管理规范》（GCP）允许研究者在患者口头同意的情况下招募其入组参加临床试验。1996 年，ICH GCP 进入 ICH STEP 4 阶段，三方成员国（欧盟、美国、日本）将该规定纳入本国（地区）法规中，日本厚生劳动省根据 ICH GCP 对原有的 GCP 进行调整，并作为法规发布。之后日本 GCP 又进行了多次修订，2003 年新增了医师主导试验（即由医生同时承当申办者和研究者的临床试验）的规定[②]；2006 年增加了提高伦理委员会资质的规定条款；2008 年又增加了伦理委员会和临床试验中不良反应的管理条款。

为了加强管理，日本 GCP 要求伦理委员会每月要将上月工作情况在其网站上公布，主要包括新的临床试验的审批、临床试验方案的修改、研究者的变更、知情同意书的修改、严重不良事件的报告、安全性信息的汇总、临床试验的终止、临床试

① 滕黎，蒲川 . 国外伦理委员会的监管对中国的启示 [J]. 医学与哲学，2010，31(11)：27-29.

② 王佳楠 . 中日两国药物临床试验管理规范及其检查制度的比较 [J]. 中国临床药理学杂志，2011，27(9)：718-721.

验的年度报告和继续审查、伦理委员会的人员调整等事宜。

（四）中国管理规范

1963 年，原卫生部等部门颁布了《关于药政管理的若干规定》，这是中国最早关于药品临床试验的管理规定。1964 年颁布的《药品新产品管理暂行规定》成为中国第一个新药管理办法。1985 年《中华人民共和国药品管理法》的颁布标志着中国对新药的管理和审批进入了法制化。同年，原卫生部又根据该法颁布了《新药审批办法》，要求新药注册必须进行临床试验，并呈报各类新药安全性和有效性评价及相关技术要求。

20 世纪末期，中国政府着手起草药物临床试验法规。原卫生部参照 ICH GCP 等，修订形成中国《药品临床试验管理规范（试行）》，并于 1998 年颁布。同年，国务院进行机构改革，成立国家药品监督管理局（SDA），并于 1999 年颁布《药品临床试验管理规范》（国家药品监督管理局令第 13 号，已废止）。2003 年，国务院进行新的机构改革，SDA 扩大行政职能，更名为国家食品药品监督管理局（SFDA），对《药品临床试验管理规范（试行）》进行了修改，于 2003 年 9 月颁布《药物临床试验质量管理规范》（国家食品药品监督管理局令第 3 号）[①]。2013 年，国家食品药品监督管理总局（CFDA）成立。CFDA 结合中国药物临床试验监管 10 多年的工作经验和教训，并参照 ICH GCP，对 2003 年颁布的《药物临床试验质量管理规范》进行了新一轮的修订工作，新修订的《药物临床试验质量管理规范（修订稿）》于 2016 年 12 月向社会公开征求意见。

从 GCP 的修订版本来看，国家加强了对仿制药临床试验的监管，增加了对生物等效性试验和人体生物利用度试验的药品留样要求[②]。另外，增加了对临床试验电子数据管理系统的要求，包括系统验证及相应的标准化操作规程等。此外，加强对第三方组织的评估和监管，明确要求申办方与合同研究组织（Contract Research Organization，CRO）以合同形式明确其工作内容及职责，申办方对 CRO 进行评估、监察及稽查，申办方对临床试验质量负有最终责任。

---

① 《药物临床试验质量管理规范》（国家食品药品监督管理局令第 3 号）[EB/OL].（2003-08-06）[2018-10-29]. http://www.nhfpc.gov.cn/zwgkzt/wsbysj/201105/51765.shtml.

② 总局办公厅公开征求《药物临床试验质量管理规范（修订稿）》的意见 [EB/OL].（2016-12-02）[2018-10-29]. http://samr.cfda.gov.cn/WS01/CL0778/166981.html.

二、伦理审查

伦理审查是保护受试者的安全与权益、保证临床试验伦理合理性的重要措施。通过对研究的科学设计与实施过程、风险受益分析、受试者招募、知情同意、受试者的医疗和保护、隐私和保密、弱势群体的特殊保护等关键环节进行审查，控制风险，给予受试者更全面的保护，对临床医学研究的规范管理发挥着非常重要的作用。

（一）概况

《赫尔辛基宣言》《涉及人的生物医学研究的国际伦理准则》《生物医学研究审查伦理委员会操作指南》和 ICH 的 GCP 等都制定和确立了对人体进行生物医学研究的伦理准则和科学标准，遵循这些规范有助于保障受试者的尊严、权利、安全和福利，以及研究结果的可信性。

1. 伦理委员会的组成与职责

《赫尔辛基宣言》指出，伦理委员会在人类研究中的作用是在研究开始前，研究方案必须提交给伦理委员会进行考量、评价、指导，并批准许可。

伦理委员会应由多学科和多部门的成员组成，应包括相关的科学技术领域的人员，以及代表社区利益的非专业人士，人员组成应均衡年龄和性别；应符合国家现行的法律和规定，并符合社会的价值观和原则；应建立公开的标准操作程序，注明伦理委员会的主管部门、功能和职责、成员资格的要求 / 任期 / 任职的条件、办公室、秘书处的结构、内部程序和法定到会人数等。

伦理委员会的组成、运作和决定应不受政治、机构、职业和市场的影响，应保证能在没有偏倚和影响其独立性的情况下进行工作，确保伦理委员会有能力对申请研究项目的所有伦理问题进行审查和评价；伦理委员会负责在研究开始前对研究项目进行审查，同时还对已通过审查、正在进行的研究项目实行定期的伦理评价；伦理委员会应考虑公正的原则，要求研究利益和负担在社会所有团体和阶层中公平分配；伦理委员会应考虑年龄、性别、经济状况、文化和种族问题，有责任保护受试者的整体利益；伦理委员会应考虑研究人员的利益和需求，并遵循有关法律和行政机构的要求。

2. 临床医学研究伦理审查的要素

伦理委员会审查是为保护所有受试者的尊严、权利、安全和福利。涉及人类受试者的研究主要遵循“尊重人的尊严”原则，研究的目的虽然重要，但绝不能超越受试者的健康、福利和安全。

根据WHO 2002年发布的《生物医学研究审查伦理委员会操作指南》(Operational Guidelines for Ethics Committees that Review Biomedical Research)，伦理委员会需要审查研究方案和证明文件，应特别注意签署知情同意书的过程、文件、方案的适宜性和可行性。另外，伦理委员会还需考虑科学审查、现行法律和法规的要求。

伦理委员会应从保障受试者权益的角度去审查临床医学研究方案，审查内容主要包括以下几方面：临床医学研究的合法性；临床医学研究的目的是否明确，理由是否充分；临床医学研究方案设计是否符合科学和伦理标准；研究者是否具备专长和资格，是否接受过规范的培训，参加研究的人员和设备条件状况是否符合要求；研究方法和受试者选择是否科学、合理，是否危及受试者的个人安全；受试者知情同意制度是否体现公正性；受试者在研究中的利益受损时得到的补偿是否合理等。

（二）国际主要国家伦理审查规范

1. 美国临床医学研究的伦理审查规范

1974年，美国国会成立国家保护生物医学和行为研究人类受试者委员会(National Commission for the Protection of Human Subjects of Biomedical and Behavioral Research)，该委员会在1978年发表了伦理研究的经典文件——《贝尔蒙报告》。《贝尔蒙报告》阐述了涉及人类受试者相关的3个基本伦理准则——尊重个人（Respect for Persons)、善行（Beneficence）及平等公正（Justice)，确立了指导受试者保护法律的伦理基础[①]。尊重个人是指在进行知情同意的过程中尊重具有行为能力的个人的自主决定，也要保护缺乏自主能力的个人；善行是指不故意伤害他人，使受试者利益最大化及伤害最小化；平等公正是指受益和负担的公平分配，即公平选择受试者。

根据HHS和FDA的法规，大多数拟开展的临床医学研究都需要IRB进行前瞻性评估和审查。所有IRB必须至少由5位成员组成，成员中有科学家和非科学领

① GALLIN J I, OGNIBEN F P. 临床研究规范与准则：伦理与法规 [M]. 北京：科学出版社，2013：20.

域的专业人员，IRB 需保证成员在专业、文化背景和性别上多样化。同时，IRB 要确定最基本的审查标准，包括：研究设计合理，避免受试者不必要的风险；相对于受试者和研究的预期收益，受试者的风险必须是合理的，受试者的选择必须是公平的；受试者需要获取知情同意；临床医学研究必须保护弱势群体和个人；临床医学研究必须严格保护受试者的隐私。

2. 欧盟临床医学研究的伦理审查规范

为支持欧盟临床医学研究的开展，指导各成员国的伦理委员会工作，欧盟议会和欧盟理事会于 2001 年 4 月通过了欧盟临床试验法规（2001/20/EC 指令），并从 2004 年 5 月起在欧盟国家中正式执行。该指令明确了伦理委员会的审评重点、审评时间，并规定多中心临床试验中，每个成员国可以只做出一个伦理审评结论，确保欧盟国家采用类似的方式及步骤实施临床试验和伦理审查。

2001/20/EC 指令指出，伦理委员会是指成员国成立的独立组织，包括医疗专业成员和非医疗专业成员，其任务为保护受试者的权利、安全和福利。伦理委员会通过审查研究方案内容、研究者能力和研究设施的适当性及知情同意的情况等来保护受试者的权利。

欧盟成员国除遵守欧盟“指令”外，一般会制定适合自己国家的具体实施办法。例如，英国 NHS 为加强 IRB 规范管理，2001 年成立伦理委员会中央办公室（Central Office for Research Ethics Committees，COREC）；同年，伦理委员会中央办公室发布《NHS 伦理委员会管理要求》，对 IRB 职责、成立、成员任命、工作程序等提出详细要求。

2014 年 4 月，欧盟通过新的临床试验法规（EU No 536/2014 规章）规定，欧洲临床试验申请必须同时经过科学和伦理审查后方可实施，伦理审查由伦理委员会依照相关成员国的法规进行。成员国应确保伦理委员会的审查时间和程序与 EU No 536/2014 规章中规定的临床试验申请时间和程序一致。

3. 日本临床医学研究的伦理审查规范

作为 ICH 成员国，日本在 1988 年制定了《关于临床医学研究的伦理指导原则》。该原则以《赫尔辛基宣言》的伦理规范和日本《个人信息保护法》为依据和基础，规定研究者在临床医学研究实施阶段应该遵守的事项，并要求所有的临床医学研究相关人员必须在研究中遵守该指导原则。

指导原则对临床医学研究、受试者、研究材料、研究者、研究负责人、个人信息、临床医学研究机构等概念进行了界定，重点对研究者义务、伦理审查委员会、知情同意原则进行了描述。规定研究者在发表临床医学研究结果时，不能暴露受试者特定的信息；临床医学研究机构负责人、临床医学研究机构法人代表、行政机关负责人，以及组织代表人等在实施临床医学研究时必须尊重受试者的尊严与人权，保护个人信息。

（三）中国伦理审查规范

2007 年，原卫生部发布《涉及人的生物医学研究伦理审查办法（试行）》（以下简称《办法（试行）》，卫科教发〔2007〕17 号），《办法（试行）》对建立健全的受试者保护机制、规范生物医学研究行为起到了积极促进作用，推动了中国各级医学伦理委员会的建设和发展。

随着生物医学研究的快速发展和伦理审查工作的逐步深入，2007 年的《办法（试行）》作为规范性文件已不能满足临床医学研究管理的需要。为了更好地保障受试者的合法权益，原卫生计生委对《办法（试行）》进行修订，并于 2016 年 10 月发布《涉及人的生物医学研究伦理审查办法》（以下简称《办法》，国家卫生和计划生育委员会令第 11 号）[①]。《办法》涉及更广泛的生物医学研究伦理审查，弥补了除药物临床试验之外的伦理审查规定的不足；在内容方面进一步明确了伦理委员会的职责和任务，补充了伦理审查的原则、规程、标准和跟踪审查的相关内容，进一步阐述了知情同意的基本内容和操作规程；扩大了伦理审查的研究活动范围，明确了医疗卫生机构是伦理审查的责任主体，规定了伦理委员会的监管。另外，《办法》还补充了中医药管理部门和中医药研究伦理委员会对伦理审查工作的监管职责[②]。

1. 药物临床试验的伦理审查规范

2003 年，SFDA 颁布的《药物临床试验质量管理规范》（国家食品药品监督管理局令第 3 号）赋予了伦理委员会对药物临床试验申请进行伦理审查及批准的重要职

---

① 中华人民共和国国家卫生和计划生育委员会令第 11 号 [EB/OL].(2016-10-04)[2018-10-29]. http://www.gov.cn/gongbao/content/2017/content_5227817.htm.

② 关于《涉及人的生物医学研究伦理审查办法》的解读 [EB/OL].(2016-11-04)[2018-10-15].http://www.moh.gov.cn/qjjys/s3580/201611/e83d2ecb1e6645999437506a4e060a27.shtml.

能。此后，国内各医疗机构及医科大学纷纷成立伦理委员会，并对药物临床试验进行伦理审查。然而，在伦理委员会的操作规程、临床试验主要伦理问题的审查要点等方面还缺少相应的指南性文件。

随着药物临床试验的国际化和产业化，在中国开展的国际多中心药物临床试验越来越多，为了使伦理委员会的审查工作与国际规范接轨，SFDA 于 2010 年颁布《药物临床试验伦理审查工作指导原则》（国食药监注〔2010〕436 号）[①]。根据指导原则要求，伦理委员会对申请人提交的药物临床试验项目的伦理问题进行审查。伦理委员会除了对本机构所承担实施的药物临床试验项目进行审查监督外，也可以对其他机构委托的临床试验项目进行审查。伦理委员会进行伦理审查的主要内容包括研究方案的设计与实施、试验的风险与受益、受试者的招募、知情同意书告知的信息、知情同意的过程、受试者的医疗和保护、隐私和保密、涉及弱势群体的研究等。

2. 医疗器械临床试验伦理审查规范

中国先后颁布医疗器械伦理审查的法律法规，主要包括 SFDA 于 2004 年颁布的《医疗器械临床试验规定》（国家食品药品监督管理局令第 5 号，已废止）[②] 和 2012 年颁布的《医疗器械临床试验质量管理规范（征求意见稿）》，以及国务院于 2014 年发布的《医疗器械监督管理条例》（国务院令第 650 号）[③] 等。这些法律法规对医疗器械临床试验进行了初步规范，但缺少医疗器械临床试验伦理审查工作指导原则。

2017 年 5 月，CFDA 与国务院有关部门起草了《关于鼓励药品医疗器械创新改革临床试验管理的相关政策》（征求意见稿）。该文件提出要完善医疗器械的伦理委员会机制，确保受试者的安全、健康和权益受到保护；受试者在自愿参与临床试验之前需要知道足够的试验信息，理解并签署知情同意书。医疗机构应成立伦理委员会，负责审查临床试验方案，对临床试验进行定期审查和实时监督，并负责本机构研究者资质的审核和监督；区域性伦理委员会负责审查、监督医疗机构承担的临床试验项目和监督研究者的资质，负责审理研究者和申请人的上诉，并负责区域内医

---

① 《药物临床试验伦理审查工作指导原则》发布施行 [EB/OL].(2010-11-08)[2018-10-29].http://www.gov.cn/gzdt/2010-11/08/content_1740976.htm.

② 《医疗器械临床试验规定》（局令第 5 号）[EB/OL].(2004-01-17)[2018-10-29].http://samr.cfda.gov.cn/WS01/CL0053/24475.html.

③ 《医疗器械监督管理条例》（国务院令第 650 号）[EB/OL].(2014-03-17)[2018-10-29].http://samr.cfda.gov.cn/WS01/CL0784/97814.html.

疗机构伦理委员会的工作指导。此外，该文件还指出要提高伦理审查效率，申请人先将临床试验方案交由伦理委员会审查批准，再向审评机构提出试验申请；在中国境内开展多中心临床试验的，经组长单位伦理审查后，其他成员单位伦理委员会可认可组长单位的审查结论，不再重复审查。

三、申请与审评

大多数国家的临床医学研究均在政府机构的监管之下开展，以确保研究方法最优、试验设计最恰当，符合国际及国家的临床医学研究相关申请和审评标准。

（一）发展概况

临床医学研究主要涉及四方参与者：监管机构、研究申请者（申办方）、研究者（研究人员）及伦理委员会，四方各司其职，以确保临床医学研究工作的顺利进行。

1. 监管机构的职责

对人体研究的监督可以有效保护受试者的健康和权益，确保研究的有效性、整体性，并保障研究的科学性和社会效益。一个医疗产品的临床试验可以由一个或多个机构监管。监管机构的职责包括审查及批准临床试验方案，保证临床试验遵循本国规范及国际指南等。

不同国家有不同的临床试验监管机构。例如，美国临床医学研究监督机构是由 FDA 和人类研究保护办公室（Office for Human Research Protections，OHRP）负责，所有从事人体研究的研究者，无论来自学术机构还是工业界，都必须遵循上述机构的监督管理；欧盟的监管机构是欧洲药品管理局（European Medicines Agency，EMA），其职能是在欧盟范围内监督药品使用的安全性和有效性，并在欧盟内部促进科学技术的发展和交流；日本厚生劳动省是负责日本医疗卫生和社会保障的主要部门，其下属的医药和食品安全局负责临床医学研究、申请审查及上市后安全措施的管理，即批准和许可。

2. 申办方的责任

临床试验申请者（申办方）可以是研究者个人、制药公司或生物技术公司、非营利组织等。申办方负责临床试验的发起、资金管理及日常运营，并承担多项责任，如制定试验方案、资金支持及质量保证。

ICH GCP 对申办方的责任进行了规范，要求申办方需向监管机构提交临床试验计划；充分告知受试者供试品的完整信息，包括安全风险及正确使用说明；确保对相关人员进行适当的培训，具备可用的研究设备；保证试验方案经过伦理委员会的审查；监察试验，保证试验遵照方案、数据收集精确、审查和报告不良事件，遵守相关规范等。

3. 研究者的职责

临床试验的研究者是负责执行临床试验的个人，如果试验由一个团队来执行，研究者就是该团队的负责人。

临床试验的研究团队通常包括研究者（主要研究者）、一个或几个合作研究者、一个或几个研究护士（临床研究协调员），以及其他支持研究的人员。研究团队可来自学术性医学中心、公共医院或门诊、私人保健组织、私人执业诊所或商业性研究中心。在非商业性临床试验中，研究者与政府机构或其他资助实体充当申办方，并承担相应职责。

研究者的职责主要有：保护受试者的权利及健康；遵循 GCP 及其他指南；能够使用所有必要的设备；遵从试验方案；保证临床试验接受伦理委员会的审查；将任何不良事件告知伦理委员会；保证受试者了解并同意试验程序；避免受试者身份信息泄漏；妥善处理所有试验用药品 / 供给；审查并报告试验中的不良事件等。

（二）国际主要国家的申请与审评

世界各国都在国际通行的规范下，根据本国的管理体系，制定临床试验的申请和审评标准，对新药、医疗器械等医药产品的临床医学研究进行审核，并规范其实施过程。

1. 美国临床医学研究的申请和审评

（1）新药临床医学研究的申请和审评

新药临床医学研究（Investigational New Drug，IND）是 FDA 对尚未上市、需要进行临床医学研究药物的试验许可。在美国，临床医学研究的申办者一旦提交新药临床医学研究申请，FDA 将会在 30 天内进行评审，并告知申办者研究是否暂缓进行。在这 30 天内，申办者不得启动临床医学研究项目。FDA 的药物评估和研究中心（Center for Drug Evaluation and Research ，CDER）或生物制品评价与研究中心（Center for Biologics Evaluation and Research，CBER）对药学资料、非临床药理毒理研究资料、临床方案和研究者信息等进行安全性审评。如果申办者没有收到 FDA 的通知，则临床医学研究自动开始；如果 FDA 对新药临床医学研究申请有疑问，则要求临床医学研究项目暂缓。临床医学研究暂缓通知会告知申办者不能开始临床试验，直到通知中指出的缺陷或问题得到解决或回答。临床医学研究的申请内容和格式在 21CFR312.23 中有规定，如果出现以下原因的任何一条，Ⅰ期临床医学研究都将暂缓进行：受试者会遭受不合理的患病风险或身体伤害；信息匮乏导致受试者风险评估不足；研究者手册内容不够详尽；研究者没有实施临床医学研究的资格等。

此外，由研究者发起的临床医学研究项目，在启动前通常需要就研究申请进行专业的合规性论证；符合开展要求的临床医学研究项目，研究机构还要分别就其科学性、伦理、财务经费等，组织相关部门和委员会进行启动前审评。

（2）医疗器械临床医学研究的申请和审评

FDA 下属的器械和辐射健康中心（Center for Devices and Radiological Health，CDRH）负责医疗器械的监管[①]。CDRH 的主要职能之一是审查和评估医疗器械临床试验豁免（Investigational Device Exemption，IDE）请求。

美国《联邦法规》对医疗器械的临床医学研究做了相关规定。21CFR812 规定了医疗器械的临床试验过程中申请人和研究者的责任，以及标签、记录、报告的规范及 IDE 等；21CFR50 对保护受试者提供了知情同意的要求和基本要素；21CFR56 规定了伦理委员会批准临床试验的责任。

美国《联邦食品、药品和化妆品法案》和《医疗器械安全法》中均列有 IDE 条款。在医疗器械临床试验前须向 FDA 提出申请，并提供足够的信息，以便 FDA 有充足的判断标准做出是否同意进行临床试验的结论。IDE 申请的内容包括申请人信息，器械信息，先期研究报告，研究计划，对器械生产、处理、包装、存储等方法和控制的描述，研究人员信息，审查委员会信息，销售信息（如出售器械的价格等解释标签等），受试者信息，环境影响评估等。

近年来，美国政府正在药品和医疗器械研发领域推出一系列改革措施。2016 年

① 陈以桢，高惠君．美国、欧盟医疗器械法规概况及与中国法规的对比 [J]. 中国医疗器械杂志，2008，32(3)：218-226.

12 月 7 日，美国国会通过《21 世纪治疗法案》(21st Century Cures Act)。该法案的主要目标之一就是加快药品和医疗器械的审批，明确了真实世界证据（Real World Evidence，RWE）的定义，即“从随机临床试验（Randomized Clinical Trials）以外的其他来源获取关于用药方式、药物潜在获益或安全性方面的数据”[①]。这条新规表明，FDA 首次明确认可 RWE 在药物评审中的作用，将其视为临床试验证据之外的补充证据。

2. 欧盟临床医学研究的申请和审评

EU No 536/2014 规章规定，临床试验申请须经过科学和伦理审查后方可实施，并对临床试验申请的提交有统一的要求。例如，临床试验的申办方提交申请资料，10 天之内会考察该申请及相关资料是否符合 EU No 536/2014 规章的规定，并结合其他意见对申请做出评审。如果在规定时间内并没有通知申办方，则申请视为通过；如果发现申请材料（资料）不完整，则要求申办方在 10 天内补全申请资料，待资料补齐后，需在 5 天内对申请材料进行二次反馈；如果申办方未补充申办材料，则视为放弃申请。

欧盟将医疗器械分成Ⅰ、Ⅱ a、Ⅱ b 和Ⅲ类 4 个类别。医疗器械厂商必须按医疗器械临床试验管理规定在有资质的医疗单位进行临床试验[②]。对于Ⅱ a、Ⅱ b 和Ⅲ类器械，应在收到批准临床试验通知 60 天内开始试验。如果监管部门基于临床试验与公共健康或公共秩序不相符合等原因，做出不同意临床试验的决定，但伦理委员会提出赞同意见时，可以授权生产商进行临床试验。医疗器械的临床评价应有临床数据的支持；临床数据可以来自已有的医学和非临床试验资料的评价，也可从临床试验中获得。

3. 日本临床医学研究的申请和审评

厚生劳动省是日本药品监管的最高权力机构，在临床医学研究方面主要负责相关法律法规的制定和发布；药品和医疗器械管理局（Phamaceuticals and Medical

① U.S. House Energy and Commerce Committee. Text of house amendment to the senate amendment to H.R. 34, education and research act of 2015[EB/OL]. (2016-12-25)[2018-10-29].http://www.congress.gov/114/bills/hr34/BILLS-114hr34enr.pdf.

② 陈以桢，高惠君 . 美国、欧盟医疗器械法规概况及与中国法规的对比 [J]. 中国医疗器械杂志，2008，32（3）：218-226.

Devices Agency，PMDA）是独立的管理机构，负责对提交评审的临床试验进行审查，同时也为临床试验及其数据提供咨询，并给出指导和建议。

日本《药物临床试验管理规范》规定，临床医学研究方案一般由申请者制定，但需要获得各研究机构主要研究者的同意。在开展临床医学研究前，申请者向 PMDA 提出申请，若在 30 个工作日内没有得到回复，即可以自动开始，不需要获得 PMDA 的批准文件，但需要伦理委员会的批准。申请者每 6 个月需要对该临床试验的安全性信息进行汇总，并且向各试验机构和伦理委员会进行报告。

（三）中国申请与审评

1. 药物临床试验的申请和审评

2002 年，原国家药品监督管理局颁布试行《药品注册管理办法》（试行）（国家药品监督管理局令第 35 号，已废止）[①]，并分别在 2005 年、2007 年进行了修订。

为贯彻落实《国务院关于改革药品医疗器械审评审批制度的意见》（国发〔2015〕44 号），CFDA 组织对《药品注册管理办法》进行了修订，起草了《药品注册管理办法（修订稿）》，并分别于 2016 年 7 月 25 日和 2017 年 10 月 23 日两次向社会公开征求意见。《药品注册管理办法（修订稿）》对药物临床医学研究审评和审批的规定主要包括：①药品监管部门对药物临床试验申请进行审评审批，如果药品审评机构未给出否定或质疑意见，即视为同意，申请人可以开展药物临床试验。②药品审评机构提出质疑意见，申请人可根据质疑意见向药品审评机构提交补充资料，如果申请人没有补全资料，则视为该申请撤回。③药物临床试验申请同意后，申请人可以启动药物临床试验，对于没有同意的申请，药品审评机构应向申请人说明理由。④药品审评机构对药物临床试验方案及支持开展药物临床试验的资料和数据、受试者保护和风险控制措施等进行审评，重点关注药物临床试验方案及其支撑证据、安全性风险的评价与控制措施等。另外，《药品注册管理办法（修订稿）》也明确了中国药物临床医学研究申请的过程，并规定了具体的申请流程。

2017 年 12 月，CFDA 发布的《关于调整药物临床试验审评审批的公告（征求意见稿）》（以下简称《征求意见稿》），优化了药物临床试验审评审批，并对临床

---

① 《药品注册管理办法》（试行）（局令第 35 号）[EB/OL].（2002-10-31）[2018-10-30]. http://samr.cfda.gov.cn/WS01/CL0053/24478.html.

试验审评审批程序与方式做出调整。《征求意见稿》指出，申请人在提出临床试验申请之前可向药审中心提出沟通会议申请；申请人提交临床试验申报资料，经药审中心进行形式审查，符合申报要求的发出受理通知；不符合要求的，应在60天内补送资料；受理后60天内，未收到药审中心否定或质疑意见的，申请人可以按照提交的方案开展临床试验；对于未满足审评要求的，药审中心以审批意见通知件方式通知申请人，并列出原因，该申请事项终止。

CFDA于2017年12月又发布《关于鼓励药品创新实行优先审评审批的意见》（食药监药化管〔2017〕126号）①，明确了临床试验优先评审审批的范围，其中包括专利到期前3年的药物临床试验申请；申请人在美国、欧盟同步申请并获准开展药物临床试验的新药临床试验申请。

2. 医疗器械临床试验的申请和审评

2000年，国务院发布《医疗器械监督管理条例》（国务院令第276号）②，对医疗器械生产、经营、使用的管理，以及监督和处罚进行了规定。2017年5月，国务院发布的《关于修改〈医疗器械监督管理条例〉的决定》（国务院令第680号）指出，医疗器械临床试验的开展应该在具备相应条件的临床试验机构进行。此外，还将依规对违反该条例开展的医疗器械临床试验进行相应的处罚。

CFDA于2016年3月发布《医疗器械临床试验质量管理规范》。该规范明确了医疗器械临床试验备案和审批的要求：在医疗器械临床试验开始前，申请人应该向所在地（省、自治区、直辖市）食品药品监督管理部门备案。对列入需进行临床试验审批目录的第三类医疗器械，其临床试验必须获得总局的批准后才可以进行。

CFDA于2017年5月发布的《关于鼓励药品医疗器械创新改革临床试验管理的相关政策》（征求意见稿）指出，开展医疗器械临床试验前，申请人与审评机构会议沟通后正式申请和受理。受理60个工作日后，审评机构没有否定或质疑即视为同意，申请人可开展临床试验。临床试验期间，发生重大变更或非临床研究安全性问题时，申请人应及时向审评机构报告；存在安全性风险时，申请人应及时修改临床

---

① 总局关于鼓励药品创新实行优先审评审批的意见[EB/OL].（2017-12-28）[2018-10-29].http://samr.cfda.gov.cn/WS01/CL0844/220706.html.

② 国务院关于修改《医疗器械监督管理条例》的决定[EB/OL].（2017-05-14）[2018-10-29].http://www.gov.cn/zhengce/content/2017-05/19/content_5195283.htm.

试验方案、暂停或终止临床试验。

3. 进口药物临床试验申请和评审

中国进口药品注册程序分为临床试验申请和进口注册审评阶段。现行《药品注册管理办法》要求，已在境外注册或已经进入Ⅱ期或Ⅲ期的临床试验，境外申请人可向 CFDA 申请开展国际多中心药物临床试验（MRCT）；对于开展 MRCT 的药品申请进口的，需要按照进口药品注册程序申报。

2017 年 10 月，CFDA 发布《关于调整进口药品注册管理有关事项的决定》（以下简称《决定》，国家食品药品监督管理总局令第 35 号）①。《决定》调整了包括在中国进行的 MRCT 申请化学药新药，以及治疗用生物制品创新药的进口临床申请等。

《决定》还规定，除预防用的生物制品外，Ⅰ期临床试验允许在中国境内外同步开展；此外，开展 MRCT 的药品申请进口，符合《药品注册管理办法》及相关文件要求的，可以直接提出进口上市注册申请。

四、登记注册

国际医学期刊编辑委员会（ICMJE）要求所有临床试验论文在发表之前必须进行国际注册，临床试验的注册不仅对参与试验的受试者和研究人员尽到了伦理学义务，也为患者和医生提供了参考信息。

（一）发展概况

临床试验注册是指申请者在公开的临床试验注册机构登记足以反映该试验进展的重要研究和管理信息，并向公众开放，以实现临床试验设计和实施的透明化。进行临床试验注册能有效提高临床研究质量，增加透明度，避免重复，集成优势，共享资源。此外，临床试验注册还能够避免临床研究中的各种偏倚及由于重复研究而造成的浪费，有利于开展循证医学研究，促进人类健康事业的发展。

1970 年，美国首次提出临床试验注册的概念，并于 1977 年成立全球首个

① 《国家食品药品监督管理总局关于调整进口药品注册管理有关事项的决定》（国家食品药品监督管理总局令第 35 号）[EB/OL].（2017-10-10）[2018-10-31].http://samr.cfda.gov.cn/WS01/CL0053/178363.html.

临床试验注册中心（癌症临床试验注册中心）。2000 年，北美临床试验注册中心（ClinicalTrials.gov）成立，随后，英国、中国、日本、荷兰、德国、伊朗、斯里兰卡、韩国等国家相继建立了相应的临床试验注册平台。2006 年 6 月，WHO 建立的国际临床试验注册平台（WHO ICTRP）开始运行，在其中注册的临床试验会有一个全球唯一的注册号。

2004 年，由 80 多名国际临床医学专家、杂志编辑和研究人员共同签署，由 6 名临床试验专家起草、修订和发表了临床试验注册的宣言——《渥太华声明》。《渥太华声明》旨在为临床试验注册建立国际认可的标准，规范有关人体医疗干预试验的研究方案信息和结果，建立国际注册的操作原则。2005 年，WHO 注册咨询组会议上提出临床试验注册时应完成 WHO 最低要求的条目集，共有 20 条必备信息成为临床研究注册的最低要求，WHO 鼓励应用最小条目集的国际标准进行注册。

ICMJE 要求，所有的前瞻性临床研究都要在纳入第一例研究对象之前进行注册。目前，前瞻性随机对照试验必须在开始前注册，观察性研究尚未进行统一要求，但越来越多的医学期刊对注册研究的范围进行了扩大，要求与人相关的临床试验都要进行注册[①]。ICMJE 也支持 WHO 的最低注册要求，并将其作为 ICMJE 对临床试验报告的要求。

（二）国际主要国家登记注册

1. 美国临床试验的注册

美国的临床试验注册管理经历了一个逐步完善的过程。1988 年，《HIV 器官公平政策法案》（HIV-Organ-Policy-Equity Act）明确规定，NIH、FDA 及疾病预防控制中心（Centers for Disease Control and Prevention，CDC）应向公众公布政府和私营机构资助的所有涉及治疗 HIV 药物相关的临床研究项目，即 AIDSTRIAL 数据库信息[②]。1997 年颁布的《FDA 现代化法案》（FDA Modernization Act，FDAMA）倡议 NIH“共同建立、维护和管理药物临床试验数据库，特别是那些涉及严重疾病或威胁生命的疾病和健康状况”，并强调临床试验注册。

---

① 邬兰，田国祥，王行环，等. 临床试验的注册及注册平台比较分析 [J]. 中国循证心血管医学杂志，2017，9(2)：129-134.

② GALLIN J I, OGNIBEN F P. 临床研究规范与准则：伦理与法规 [M]. 北京：科学出版社，2013：198-199.

2004 年 10 月初提出的《公平获取临床试验法案》(Fair Access to Clinical Trials Act，FACT Act)，要求政府建立一个用于药物、生物制品和医疗器械的强制性临床试验注册电子数据库，要求公司公开关于研究的所有信息，包括临床试验前一些结果的摘要，无论结果是阳性、阴性，还是不确定，只要完成的试验就要公布。此外，还要求公布与研究相关的基本人口统计信息、试验资金来源，以及 FDA 对产品的批准情况等细节。2007 年，《FDA 修改法案》新增了药品与医疗器械临床试验注册数据库的相关内容，即《FDA 修改法案 2007》第 801 条（FDAAA 801）“扩大临床试验注册数据库”，以便提高患者招募，提供跟踪临床试验进度的机制。FDAAA 801 作为公共卫生法案之一，要求研究项目的申办方，根据 FDA 监管的药物、生物制品和医疗器械等开展的临床试验结果必须在 ClinicalTrials.gov 网站上注册临床试验项目，并报告结果。

1997 年，NIH 建立 ClinicalTrials.gov 数据库，初期仅限于 NIH 资助的正在进行的临床医学研究项目与成果。2000 年，ClinicalTrials.gov 对外开放[①]，同时，为加强临床试验数据 / 信息管理，出台指导性文件，规定所有涉及“重大致命性疾病”的新药疗效研究必须在 ClinicalTrials.gov 网站注册，要求在美国进行的试验也要在其中登记注册。2004 年后，ClinicalTrials.gov 开始对国际上的临床试验开放；2008 年，ClinicalTrials.gov 网站开创性地提供了一个临床试验结果数据库的功能，并将其加入临床试验的注册程序之中，要求研究者总结其临床试验结果并上传，目的是能有针对性地跟踪临床试验进度及未来发展趋势，指导政策制定机构或其他研究团体更好地开展后续工作。任何涉及人的医学生物研究或健康相关性研究，只要已经获得 IRB 或等同资质单位的批准，并符合卫生行政部门的相关法规，均属于 ClinicalTrials.gov 的受理范围。

2. 欧盟临床试验的注册

欧盟临床试验数据库（European Clinical Trial Database，EudraCT）是依据欧洲议会和欧盟理事会第 2001/20/EC 指令设立的，始建于 2004 年 1 月，由欧盟临床试验促进小组（2004 年设立）维护，收录自 2004 年 5 月后在欧盟进行的所有临床试验。该数据库包含向欧盟各国职能部门提供的临床申请相关的信息，最初，EudraCT 只

① GALLIN J I, OGNIBEN F P. 临床研究规范与准则：伦理与法规 [M]. 北京：科学出版社，2013：198-199.

对欧盟管理和法律部门开放。随后，管理部门要求所有 EudraCT 的临床试验方案和结果都应面向社会公开。2011 年年初，EMA 设立了欧洲临床试验注册网（https://www.clinicaltrialsregister.ew/ctr-search，EU-CTR），该网站正常运行之后，提交至 EudraCT 的所有试验方案、试验结果等数据都会向社会公开[①]。

EudraCT 在线注册网的信息由临床试验申办方提供，是欧盟成员国药品监管机构授权的临床试验信息的注册平台。申办方提供的信息由成员国药品监管机构录入 EudraCT，同时增加临床试验的授权信息及相关伦理委员会的意见。

3. 日本临床试验的注册

日本有 3 个与临床试验注册相关的网站，统称“日本一级注册网”（Japan Primary Registries Network ，JPRN），这 3 个网站分别为[②]：

①日本药物信息中心－临床试验信息网（Japan Pharmaceutical Information Center Clinical Trials Information，JAPICCTI）；

②日本大学医院医疗信息网－临床试验注册网（University hospital Medical Information Network Clinical Trials Registry，UMIN-CTR）；

③日本医学会临床试验中心（Japan Medical Association Center for Clinical Trials Clinical Trials Registry，JMACCT）。

JAPICCTI 由日本药物信息中心（JAPIC）管辖，该系统由 WHO 和 ICMJE 授权。日本所有的验证性试验和探索性药效试验要求自招募首个受试者之日起 21 天内都要在该网站进行注册。

UMIN-CTR 是日本大学医院医疗信息网（University hospital Medical Information Network，UMIN）的一部分，于 1989 年由日本文部省发起建立，主要通过网络为健康保健相关研究人员提供信息服务。UMIN-CTR 于 2005 年 6 月开始运行，主要提供在日本进行的临床试验信息。UMIN-CTR 以 ICMJE 和 WHO 的要求为标准，接受 ICMJE 的注册列表。

JMACCT 成立于 2003 年，是日本医学会的组织，并由日本厚生劳动省资助，

---

① GALLIN J I, OGNIBEN F P. 临床研究规范与准则：伦理与法规 [M]. 北京：科学出版社，2013：200.

② Japan Primary Registries Network (JPRN)[EB/OL].[2018-11-01].http://www.who.int/ictrp/network/jprn2/en/.

旨在开展“大规模临床试验网络项目”。JMACCT 支持临床医学研究人员（研究人员）和医疗机构进行临床试验或开发临床试验网络。

（三）中国临床试验的登记注册

中国临床试验注册中心[①]（Chinese Clinical Trial Registry，ChiCTR）负责中国地区的临床试验注册，并接受世界其他国家或地区的注册申请，临床试验注册后资料均报送 WHO ICTRP。ChiCTR 是原卫生部支持的国家临床试验注册中心，是 WHO ICTRP 的一级注册机构。ChiCTR 要求，注册需提交伦理审查批件复印件、研究计划书全文、受试者知情同意书，并按照 GCP 规范制订研究计划书、病例观察表及知情同意书，凡研究计划书达不到 GCP 规范要求者，一律不接受注册。临床试验需在招募第一个参与者前完成注册（目前 ChiCTR 仍接受补注册），并在完成中文注册申请表后，两周内完成英文注册申请表；如果资料合格，审核完成后，自提交注册表之日起两周内获得注册号。ChiCTR 审核专家随时对完成的注册申报表进行审核，如果资料有任何问题和不足，注册中心会通过电子邮件或电话与申请者联系，商讨或要求提供更为完善的资料。

1. 中国药物临床试验注册规范

2012 年 11 月，CFDA 通过药品审评中心（Center for Drug Evaluation，CDE）正式发布基于中国药物临床试验数据库而搭建的药物临床试验登记与信息公示平台。同年，CDE 发布《药物临床试验登记填写指南》。2013 年 8 月，CFDA 发布《国家食品药品监督管理总局关于药物临床试验信息平台的公告》（以下简称《公告》，国家食品药品监督管理总局 2013 年第 28 号）[②]。《公告》对要求登记的试验范围、内容、程序和时间提出了明确要求。

《公告》规定，凡获 CFDA 临床试验批件并在中国进行的药物临床试验（含生物等效性试验，PK 试验，Ⅰ、Ⅱ、Ⅲ、Ⅳ期试验等），均应登录信息平台（http://www.cde.org.cn），按要求进行临床试验登记与信息公示。登记内容包括《药品注册管理办法》所要求的药物临床试验实施前备案资料，以及其他用于社会公示与监督

① 中国临床试验注册中心 [EB/OL].[2018-10-10].http://www.chictr.org.cn/index.aspx.

② 国家食品药品监督管理总局关于药物临床试验信息平台的公告（第 28 号）[EB/OL].（2013-09-06）[2018-10-30]. http://samr.cfda.gov.cn/WS01/CL0087/92620.html.

管理的信息，分为对社会公示和仅用于监督管理而不予公示两种性质。一个临床试验对应一个临床试验方案编号，进行相应试验信息登记。

《公告》规定了药物临床试验登记与信息公示的实施要求。对新获得的药物临床试验批件，申请人须在获批件后 1 个月内完成试验预登记，以获取试验唯一登记号；在首例受试者入组前完成后续信息登记，并提交公示。对已获得药物临床试验批件且批件有效的，申请人须在 3 个月内完成信息登记。药物临床试验启动后，申请人与研究者根据《药物临床试验登记填写指南》与相关规范性文件要求，通过信息平台及时完成相关试验信息更新与登记公示。

《公告》还规定了信息平台的应用和管理。信息平台由 CFDA 药品审评中心管理与维护。药物临床试验进程中的沟通与交流将仅对已在信息平台中登记的申请人开放。公众可以通过信息平台查询在中国开展的药物临床试验公示信息，了解并促进药物临床试验规范化，发挥社会监督作用。

2. 医疗器械的临床试验注册规范

按照 CFDA 于 2004 年发布的《医疗器械临床试验规定》（国家食品药品监督管理局令第 5 号，已废止），医疗器械临床试验应在提出者所在地的监管部门备案，只有满足条件的机构才能开展相应试验。2017 年 5 月，国务院发布了《国务院关于修改〈医疗器械监督管理条例〉的决定》（国务院令第 680 号）。

CFDA 于 2015 年发布《关于医疗器械临床试验备案有关事宜的公告》（以下简称《公告》，国家食品药品监督管理总局 2015 年第 87 号）。《公告》规定，医疗器械临床试验应该备案后再实施。申办者需要在伦理审查通过并与临床试验机构签订协议后，填写《医疗器械临床试验备案表》。其中，境内医疗器械向申办者所在地省级食品药品监督管理部门备案，进口医疗器械向代理人所在地省级食品药品监督管理部门备案。如果试验项目起止日期有变化，申办者需在 10 个工作日内告知原备案管理部门，并留有信息变更的记录。对于《医疗器械临床试验备案表》填写完整且提交材料齐全的，省级食品药品监督管理部门应当当场备案，并通报备案信息。监管部门应加强对医疗器械临床试验备案工作的监督检查。

五、数据管理

数据管理是开展临床研究的核心内容之一。临床研究结果报告的形式多样，但数据的收集必须依照科学的方法和监管法规的要求。临床研究数据管理（Clinical Data Management，CDM）在临床研究中已实行多年，已形成了比较完整的体系，既有专业的学会组织，也有详细的行业指南。

（一）发展概况

1. ICH GCP 指导原则及行业指南

为确保受试者的权益，药物临床研究应依据临床研究质量管理规定，确保数据完整、真实、可靠。ICH GCP 指导原则规定了试验设计、实施、执行、监察、稽查、记录、分析和报告的标准，为数据和报告结果的可信性和准确性提供了保证。同时，由各国临床研究方面的学者和专家组成的临床数据管理学会（Society for Clinical Data Management，SCDM），经过长期的研究、探索和讨论，形成了一套非官方的临床数据质量管理规范（Good Clinical Data Management Practice，GCDMP），为国际临床数据管理的标准化和规范化提供了依据和指导。

临床数据交换标准协会（Clinical Data Interchange Standards Consortium，CDISC）为临床研究数据和元数据的采集、交换、提交和存档创建了开放的国际标准，如开发 CDISC 模型，向监管部门递交内容标准及方案表述；使用研究数据表格模型（Study Data Tabulation Model，SDTM）支持临床试验方案信息交换的内容和格式标准；用于病例报告的临床数据获取标准（Clinical Data Acquisition Standards Harmonization，CDASH）等。

2. 数据质量控制原则

临床研究数据的质量控制需遵循的要点包括以下内容。

①可溯源性。临床研究中所有的数据都应当按照特定的逻辑标记，对应到具体的受试者（受调查者）、研究者，患者的各种干预措施都应详细记录。

②原始性。临床研究中所获得的数据来源于最初调查时所获的资料，病例报告表中的数据应该是原始的、未经加工处理过的数据。

③真实性和准确性。所有的临床研究数据都必须如实反映研究的实际状况，不得有任何伪造、虚构和篡改。病例报告表（Case Report Form，CRF）及研究数据库等所记录和录入的数据应当与实际研究中所获得数据保持一致，应有相应的核查措施以确保所有记录或录入的错误能被及时改正，保证最终用于分析数据的准确性。

④完整性。确保每一位受试者的所有研究的数据都被完整地收集。因特殊原因导致数据缺失的应标明缺失原因，同时所有有关数据的填写、修改等活动都应当详细地记录在案，以形成一系列核查轨迹。

3. 数据与安全监察委员会的组成与职责

临床研究数据安全监察的目的是保证受试者的安全及数据的有效性，并且在受益或风险被证实，或试验无法成功得到结论时，适时中止试验。数据与安全监察委员会（Data and Safety Monitoring Committee，DSMC），又称为数据监察委员会（Data Monitoring Committee，DMC），由申办方建立且负责定期评估临床试验进程、安全性数据及准确的疗效终点，并建议申办方是否继续、修改或停止试验。所有的临床试验都应制定数据管理和安全监察计划。所有Ⅲ期临床试验，以及多中心、盲法、高风险（如试验目标疾病的死亡或伤残率较高、试验干预措施毒副作用较大）或涉及弱势群体的Ⅰ期、Ⅱ期临床试验，都可以建立数据与安全监察委员会。

数据与安全监察委员会成员必须具备解释临床试验数据和评价受试者安全性的专业知识，通常包括研究疾病的临床专家、生物统计学家、临床试验方法学专家、生物伦理学家、试验管理人员等。所有成员必须独立于研究者和申办者，不应该直接参与试验的实施，不能有任何可能影响其公正性和独立决策的利益冲突。

（二）国际主要国家数据管理

1. 美国临床试验数据管理

1997 年 5 月，美国 FDA 出台的 21CFR11 法规，对临床试验的电子记录和电子签名进行规定，使电子记录、电子签名与传统的手写记录与手写签名具有同等的法律效力①。1999 年 5 月，FDA 颁布“临床试验中采用计算机系统的行业指导规范”，该规范适用于 3 种形式的数据：原始数据收集后录入计算机系统的数据、直接录入计算机系统的数据、由计算机系统自动产生的数据。“规范”对计算机系统的特征、电子 CRF、核查轨迹、电子记录、电子签名等做了明确的定义，成为临床试验中计算机系统开发的基本参照标准。

美国 FDA 于 2003 年 8 月又发布了相应的技术指导原则，对计算机系统的验证、

① 孙亚林，贺佳，曹阳 . 国内外临床数据管理系统发展现状 [J]. 第二军医大学学报，2006，27(7)：721-725.

核查轨迹及文件记录的复制等方面提出明确的要求。2007 年 5 月，美国 FDA 颁布的《临床试验中使用的计算机化系统的指导原则》（Guidance for Industry: Computerized Systems Used in Clinical Investigations）为临床试验中计算机系统的开发和使用提供了基本的参照标准。

此外，美国临床数据管理协会也制定了临床数据管理规范指南，对临床数据采集、录入、保存、不良事件报告、数据质量控制、文件归档和人员培训等进行了详细的规定。

2. 欧洲临床试验数据管理

EU No 536/2014 对临床试验数据管理进行了详细阐述[①]。临床试验数据必须通过数据研究审查，数据的收集必须经过受试者的同意，并且受试者随时可以撤回该同意。为了确保临床试验的透明度，欧盟临床试验数据库应具有临床试验提交的所有相关信息。欧盟数据库应供大众公开访问，并且其数据格式易于搜索，此外，招募研究的开始和结束日期也应在欧盟数据库中公布。欧盟数据库需保护受试者的个人隐私，受试者的个人数据不应在欧盟数据库中出现。

EU No 536/2014 首次为临床结果的发布提供了直接的法律依据，之后 EMA 于 2014 年 10 月发布了《欧洲药品管理局关于公布人用医药产品临床数据的政策》（European Medicines Agency Policy on Publication of Clinical Data for Medicinal Products for Human Use）。该法规适用于在 EMA 提交的临床研究，主要对临床研究数据及临床报告的匿名处理进行了规范。

2016 年 4 月，欧盟面向所有收集、处理、储存、管理欧盟公民个人数据的企业发布《通用数据保护法规》（General Data Protection Regulation，GDPR），该法规限制了这些企业收集与处理用户个人信息的权限，旨在将个人信息的最终控制权交还给用户本人。该法规可能会对重要医疗研究数据的二次使用产生重大影响。

3. 日本临床试验数据管理

2004 年，日本药品和医疗器械管理局（PMDA）成立后，由 PMDA 负责 GCP 的现场检查工作和适合性书面调查。日本的 GCP 现场检查是对试验的原始数据（如

① 魏芬芳，孙宇昕，冷金诺，等 . 对欧盟临床试验法规 Reg.(EU)No 536/2014 的解读与思考 [J]. 中国新药杂志，2017(16)：1865-1872.

原始病历、实验室检查报告、患者日记卡等）和 CRF 之间的一致性进行检查。检查对象分为研究者和申办者①。

此外，为了提高临床试验数据的质量及统计分析的质量和效率，方便数据的交流与汇总分析，PMDA 要求在新药上市注册申请时，递交符合 CDISC 标准的电子数据。

（三）中国临床医学研究数据管理

中国的《药物临床试验质量管理规范》（GCP）对临床试验数据管理提出了一些原则要求。GCP 修订后增加了临床试验的电子数据管理系统应经过验证，有相应的标准操作规程，保证电子数据形成过程的可靠性；数据修改应留有核查记录。

1. 药品、医疗器械临床试验数据管理

2009 年，CDE 发布的《关于提交临床试验统计数据库和人体药代动力学全部图谱的通知》，提出了统计数据库的提交要求。2013 年，CDE 发布的《规范药物临床试验数据管理工作的实施方案》，围绕临床试验数据管理工作提出 6 项工作目标：制订数据管理的技术规范；搭建药物临床试验的登记和信息平台；推进临床试验数据标准化；制订临床试验数据的要求和规范；开展临床试验数据质量的审评工作；构建药物注册临床试验数据库。

2016 年，CFDA 发布的《药物临床试验的生物统计学指导原则》（食品药品监管总局〔2016〕93 号）②更加明确了把控和分析临床试验中的终点事件数据的方法，对试验数据的各种变量做出了定义解释，并提出临床试验数据管理的质量管理体系原则。2016 年，CFDA 发布《国家食品药品监督管理总局药物临床试验数据核查工作程序（暂行）》（食药监药化管〔2016〕34 号）③，用于指导药物临床试验数据现场核查的通知、实施及核查后的工作开展。2016 年，CFDA 颁布《临床试验数据管

① 王佳楠．中日两国药物临床试验管理规范及其检查制度的比较 [J]. 中国临床药理学杂志，2011，27(9)：718-721.

② 国家食品药品监督管理总局．总局关于发布药物临床试验的生物统计学指导原则的通告（2016 年第 93 号）[EB/OL].（2016-06-03）[2018-10-29]. http://samr.cfda.gov.cn/WS01/CL0087/ 154780.html.

③ 食品药品监管总局．总局关于印发药物临床试验数据核查工作程序（暂行）的通知 [EB/OL].（2016-03-29）[2018-10-29]. http://samr.cfda.gov.cn/WS01/CL0844/148827.html.

理工作技术指南》（国家食品药品监督管理总局〔2016〕112 号）[①]，该指南明确了数据管理相关人员的职责资质和培训方法，并对管理系统提出要求。此外，该指南还对试验数据的标准化做出规定，并详细指出了数据管理工作的主要内容，数据质量如何保障和评估，以及安全性数据及严重不良事件的处理方法。

2. 药品、医疗器械注册申请中临床试验数据真实性的核查与管理

2007 年修订后的《药品注册管理办法》着重加强了临床试验数据的真实性核查，从制度上保证了申报资料和样品的真实性、科学性和规范性，严厉打击了药品研制和申报注册中的造假行为。该修订强化了对资料真实性核查及生产现场检查的要求，防止资料造假；调整了新药生产申请中技术审评和复核检验的程序设置，确保上市药品与所审评药品的一致性。

2017 年，最高人民法院与最高人民检察院联合发布《关于办理药品、医疗器械注册申请数据造假刑事案件适用法律若干问题的解释》（以下简称《解释》，法释〔2017〕15 号），对药品、医疗器械注册申请材料造假的犯罪行为的惩治做出了规定。

六、其他管理政策

（一）罕见病临床研究管理

罕见病又称孤儿病，治疗罕见病的药物亦称罕用药或孤儿药。近年来，孤儿药的监管日益受到国际各方重视，目前已有 30 多个国家和地区制定孤儿药相关法规。罕见病临床研究的管理对保障罕见病患者用药可及性和可获得性，支持鼓励医药企业研发生产孤儿药具有重要意义 。

1. 美国

1982 年，FDA 设立孤儿药开发办公室（Office of Orphan Products Development，OOPD），负责孤儿药的管理。1983 年颁布实施《孤儿药法案》，出台了一系列激励措施，支持孤儿药的研发。孤儿药临床研究阶段费用享有 50% 的税收优惠，15 年内有效；剩余 50% 可减税，总税收减免可达临床研究总费用的 70%；向孤儿药公司

① 国家食品药品监督管理总局 . 总局关于发布临床试验数据管理工作技术指南的通告（2016 年第 112 号）[EB/OL].（2016-07-29）[2018-10-29]. http://samr.cfda.gov.cn/WS01/CL0087/160961.html.

提供研发补助及研究基金。研究基金每年总计 25 万～30 万美元，主要用于 I 期及Ⅱ期临床试验。自《孤儿药法案》颁布以来，美国共有 530 多项创新研究获得超过 3 亿美元的资助；另外，法案允许企业就孤儿药的研究和实验设计向 FDA 寻求特别协助，如临床试验方案的拟订等。

2. 欧盟

欧盟的框架计划就关注和支持罕用药的临床研究。自 1994 年开始的《第四框架计划（1994—1998 年）》和 1998 年的《第五框架计划（1998—2002 年）》，注重对罕用药相关领域的研究，促进罕见病研究向药物研发的转化。欧盟还建立了罕见病患者登记处（包含诊断、临床和生物数据）、临床试验登记处、可获得罕用药的登记处，以帮助患者和医生获得罕用药相关的医学和药学等信息。此外，为促进罕用药的研发建立罕见病信息中心、临床研究中心、欧洲罕见病学校，以提高医务工作者、患者及其家庭等对罕用药的认知程度。

3. 日本

1993 年 4 月，日本《药事法》修订增加了罕用药管理内容；1993 年 10 月，依据《药事法》制定的《罕用药管理条例》，对罕见病与罕用药的概念及激励机制进行了说明①。

日本建立了罕用药的优先审批政策，以加快其审评速度。此外，日本的罕用药研究全过程，从临床前研究到临床研究均可享受基金资助，用于支付研究的直接成本，总额不超过研究总费用的 1/2，时间为 3 年。

4. 中国

中国已将孤儿药注册申请列入优先审评和审批范围。《关于鼓励药品创新实行优先审评审批的意见》指出，孤儿药一旦确认列入优先审评和审批，药审中心 10 日内启动技术审评，并对新药注册申请进行优先处理，优先进行药物临床试验数据真实性的核查。对于申报资料存在真实性问题的，药审中心 3 年内不再接受申请人对其他品种优先审评审批的申请。

考虑罕见病发病率极低、基因突变特异、分布零散、受家族遗传性等客观因素

① 谷景亮，鲁艳芹，钟彩霞，等．国外罕见病药物政策发展现状对比分析 [J]. 卫生软科学，2013(7): 393-396.

的限制，且研究的样本量较难获得，难以符合统计学的要求，《药品注册管理办法》（国家食品药品监督管理局令第28号）和《总局关于鼓励药品创新实行优先审评审批的意见》（食药监药化管〔2017〕126号）均指出，对于罕见病或其他特殊病种，可在申报临床试验时提出减少临床试验病例数或免做临床试验的申请。CDE根据技术审评需要及中国患者实际情况做出是否同意其申请的审评意见。

（二）中医药临床研究管理

加强中医药临床试验的监管，对提高中医药临床试验研究水平，推进中医药现代化和国际化的进程具有重要作用。2016年12月，第十二届全国人民代表大会通过《中华人民共和国中医药法》（主席令第59号），对促进中医药事业发展具有里程碑的重要意义。

1. 中药新药临床研究指导原则

早在2002年，原国家药品监督局就出台了中药新药临床研究指导性文件《中药新药临床研究指导原则（试行）》（以下简称《指导原则》），提出了关于中药新药临床试验设计、临床试验实施和临床试验评价中的基本要求和一般性原则。《指导原则》指出，中药新药临床研究的目的和定位应该符合临床实际，能够给患者带来临床受益，并规定中药新药上市需要进行风险/受益评估，强调充分的探索性临床试验的重要性、临床疗效终点指标设计的科学性及临床试验质量控制的重要性。

2015年，《指导原则》发布更新版《中药新药临床研究一般原则》，新版《指导原则》为中药新药临床试验的设计、实施和评价提供一般性方法学指导，针对临床试验设计中的主要问题提出了指导和要求，并细化了探索性研究、疗效指标设计、确定和评价的要求[①]。同时，也明确了安全检测的具体指标、检测要求及安全性结果的评价原则和标准等。

2. 注册管理补充规定

为遵循中医药研究规律，体现中药注册特点，规范中药注册行为，促进中医药和民族医药事业发展，2008年年初，SFDA正式发布《中药注册管理补充规定》（国

① 刘炳林．中药新药临床研究一般原则解读和起草情况说明 [J]. 世界科学技术 - 中医药现代化，2016，18(12)：2075-2081.

食药监注〔2008〕3号）[①]。该规定提出了中医药临床试验的具体要求。例如，明确对照药的选择原则；临床试验可进行分段申报；可根据研究情况调整制剂工艺和规格，若调整后对有效性、安全性产生影响，可以补充申请，并再次调整临床用药制剂工艺和规格等；临床试验所用样品应该是生产规模的样品，使得批准后生产的产品与临床研究所用样品的一致性得到保障，确保疗效的可靠性和重现性等。

3. 伦理审查管理

国家中医药管理局自2008年启动伦理审查的规范化建设工作，先后于2010年发布《中医药临床研究伦理审查管理规范》（国中医药科技发〔2010〕40号）[②]和2011年发布《中医药临床研究伦理审查平台建设规范》（国中医药办科技发〔2011〕34号）等文件，并成立了中医药伦理专家委员会。

《中医药临床研究伦理审查管理规范》（国中医药科技发〔2010〕40号）[③]对伦理委员会的组成及委员要求做出规定：伦理委员会应当由5名以上委员组成，包括医药专业（含中医临床专业）、非医药专业、法律专业及外单位人员，并且应有不同性别的委员。此外，规范对伦理委员会的职责做出规定：对重大伦理问题进行研究讨论并提出政策咨询意见；对重大科研项目进行伦理审查；对行政区域内机构伦理委员会工作进行指导、监督；开展伦理培训和学术交流。伦理委员会的审查决定不受研究者、申办者及其主管部门的影响。其中，伦理审查对研究的设计与实施要求主要有研究符合公认的科学原理；基于中医药长期的临床使用经验；必要时有充分的实验室研究和动物实验证据；考虑中药多成分混合物的特点。

（三）干细胞临床研究管理

干细胞研究及以其为基础的再生医学技术已经成为生物医学的前沿技术。基于干细胞特殊的生物学特性，其在组织器官损伤、退行性疾病及多种难治性疾病的

---

① 国家食品药品监督管理局. 关于印发中药注册管理补充规定的通知 [EB/OL].（2008-01-07）[2018-10-29]. http://samr.cfda.gov.cn/WS01/CL0844/27432.html.

② 中医药局. 国家中医药管理局关于印发《中医药临床研究伦理审查管理规范》的通知 [EB/OL].（2010-09-14）[2018-10-30]. http://www.satcm.gov.cn/kejisi/zhengcewenjian/2018-03-24/3549.html.

③ 中医药局. 国家中医药管理局办公室关于印发《中医药临床研究伦理审查平台建设规范》（试行）的通知 [EB/OL].（2011-07-09）[2018-10-29]. http://www.satcm.gov.cn/kejisi/gongzuodongtai/2018-03-24/3349.html.

治疗中具有广阔的应用前景，同时，干细胞治疗也带来伦理与安全、发展和监管等方面的问题。国际干细胞研究学会（International Society for Stem Cell Research，ISSCR）发布了《干细胞临床转化指南》（Guidelines for the Clinical Translation of Stem Cells），美国、欧盟、中国、日本等国家和地区也发布了相关的管理办法。2008 年 12 月发布的《干细胞临床转化指南》（以下简称《指南》），突出了应该解决的科学、临床、管理、伦理和社会问题，推动干细胞的基础研究成果转化为临床应用。准则涉及来自人类胚胎或其他全能干细胞产物的临床转化研究、胎儿或体（成体）干细胞的新应用及造血或其他干细胞在标准治疗以外的应用。《指南》讨论了转化干细胞研究的 3 个主要领域：细胞制备与生产、临床前研究和临床研究。

2016 年 5 月，国际干细胞研究学会准则工作组发布《干细胞研究和临床转化准则》（以下简称《准则》），旨在促进干细胞科学和临床应用的快速健康发展。《准则》由 14 个国家的科学家、伦理学家和法律专家共同起草，阐明了基础干细胞研究和临床干细胞研究指导的核心伦理原则，包括研究的诚信、患者利益优先、尊重受试者、透明原则和社会公正等。

1. 美国

美国与干细胞直接相关的法规主要是第 361 公共健康服务法案（361 of the Public Health Service Act，PHS Act 361）和第 351 公共健康服务法案（351 of the Public Health Service Act，PHS Act 351）。PHS Act 361 适于自体来源、未经体外“复杂处理”、同源使用的组织细胞产品，PHS Act 351 适于异体来源、经过复杂处理、非同源使用的细胞产品[①]。1999 年 9 月 7 日，在研究了大量人类胚胎干细胞与胚胎生殖细胞的科学、医学、法律、伦理问题基础上，美国第五届国家生命伦理委员会向总统提交了《人类干细胞研究的伦理问题》报告，并提出 13 条伦理建议，报告产生了重大影响。在广泛听取各方意见后，NIH 在 1999 年 12 月公布《关于胚胎干细胞研究的指导原则》，并指出政府应建立一个专门的干细胞检查组，对政府资助的申请进行审查，确保研究工作符合有关伦理和法律规范。要求科学家只能对冷冻胚胎中提取的干细胞进行研究，这些胚胎必须是在进行人工授精后夭折的生命；不能对用于研究的胚胎支付报酬，以确保人们不会为牟利而培育专供研究使用的胚胎。

美国国家科学院 2005 年颁布《人类胚胎干细胞研究的指导方针》（Guidelines

① 袁宝珠 . 干细胞的“法规—监管—指导原则”体系 [J]. 生命科学，2016(8): 949-957.

for Human Embryonic Stem Cell Research)，2008 年 9 月发布新修订的《国家科学院人类胚胎干细胞研究的指导方针 2008 年修正案》（2008 Amendments to the National Academies' Guidelines for Human Embryonic Stem Cell Research）[①]。新指导方针被视为美国有效监管人体胚胎干细胞研究的基础。为了让公众对研究机构和研究人员从事的干细胞研究建立信任，指导方针建议将研究中的干细胞类型和研究如何遵循机构规程的情况通告公众。新修订的指导方针还对为干细胞研究而捐献卵子的妇女给予补偿事宜进行了详细说明，补偿她们的"直接开支"应可以包括与旅行、住宿、儿童保育、医护、健康保险和实际工资损失相关的费用。

此外，美国还成立了监督和评审干细胞研究的科学发展、指导方针修订的常务顾问委员会。常务顾问委员会建议，作为良好的管理实践，从事人类胚胎干细胞研究的研究机构应定期举行关于研究的旁听会，确保工作的合理性，并向公众提供旁听会的内容。

2. 欧盟

2007 年，欧盟发布《先进技术治疗医学产品法规》，将干细胞定义为先进技术治疗医学产品，其中细胞治疗产品可以用于疾病的预防、诊断或治疗。干细胞产品审查时间与其他医疗产品一样，评估最多需要 210 天，由欧盟集中审查。EMA 和新型医疗委员会（CAT）负责干细胞治疗产品上市许可的审查申请，包括治疗产品分类和认证，并向开发人员提供科学建议。在干细胞治疗应用的监管上，欧洲重视科学立法、政府引导、行业治理。2004 年颁布的有关人体组织和细胞研究及应用的母指令（The Parent Directive），为成员国相关立法提供了一个制度框架；2006 年颁布 2 个技术指令，为成员国相关立法提供了详细的技术基准；3 个指令合称为组织和细胞指令（European Union Tissue and Cells Directives，EUTCD）。欧盟指出，监管部门需谨慎平衡干细胞产品早期介入临床应用给患者带来的价值和无效药物的不良反应及其他风险的关系。研发商必须向监管部门提供与质量、安全性和有效性相关的证据，确保所有的药品安全、有效并且质量优良等。

① Board on life sciences division on earth and life studies, board on health sciences policy institute of medicine. 2008 amendments to the national academies' guidelines for human embryonic stem cell research[M]. Washington: The National Academies Press, 2008.

3. 日本

日本干细胞产品被归类到再生医学产品目录。日本 MHLW 于 2001 年成立了人类干细胞临床研究专家委员会，并对干细胞临床应用的限制、利用干细胞评价临床研究的体系及干细胞及其衍生物的获取、加工、移植和监测问题进行了集中讨论。同年制定了《人类胚胎干细胞生产及利用指导原则》，促进和规范了人类胚胎干细胞的研究及其在再生医学方面的应用。2006 年，日本制定《使用人类干细胞的临床研究指导原则》，指出尊重患者人权的同时，确保干细胞研究的有效性和安全性。2010 年，日本政府修改了《使用人类干细胞的临床研究指导原则》，扩大使用胚胎干细胞临床研究的覆盖范围至多功能诱导干细胞（iPSCs）。日本于 2014 年起实施《再生医疗安全性确保法》，将使用 iPSCs 和胚胎干细胞的临床研究和治疗划分为危险性最高的“第一类”，在开展相关研究和治疗时，需由专门委员会进行审查。根据最新制定的安全标准，在利用 iPS 细胞及胚胎干细胞培养用于移植的细胞时，研究人员需分析分化后细胞的染色体数量和形态，以及癌变相关的 600 多个基因是否存在异常；在进行人体移植前，还需进行动物实验以确认移植用细胞是否有癌变风险。

2016 年 5 月，日本 MHLW 制定了《干细胞临床应用安全标准》，要求对用于临床研究和治疗的 iPS 细胞及胚胎干细胞进行安全性审查。

4. 中国

为规范干细胞临床试验研究活动、加强干细胞临床试验研究管理，原卫生部、药监局在开展干细胞临床研究和应用规范管理过程中，制定了《干细胞临床试验研究管理办法（试行）》（国卫科教发〔2015〕48 号）、《干细胞临床试验研究基地管理办法（试行）》和《干细胞制剂质量控制和临床前研究指导原则（试行）》（国卫办科教发〔2015〕46 号）征求意见稿等文件。

原卫生部于 2002 年发布《脐带血造血干细胞库技术规范（试行）》（卫办医发〔2002〕80 号）①，对脐带血造血干细胞库的质量控制，脐带血的供者与采集、脐带血的制备、选择、发放及运输制定了详细的规范。2003 年，科技部、原卫生部联合

① 卫生部办公厅. 关于下发《脐带血造血干细胞库技术规范（试行）》的通知 [EB/OL].（2002-08-29）[2018-10-30]. http://www.nhfpc.gov.cn/yzygj/wslgf/201308/5d4a071f3c4e4714978d3ea1b2aa0c31.shtml.

印发《人胚胎干细胞研究伦理指导原则》（国科发生字〔2003〕460号）①。该原则指出，用于研究的人胚胎干细胞只能通过下列方式获得：体外受精时多余的配子或囊胚；自然或自愿选择流产的胎儿细胞；体细胞核移植技术所获得的囊胚和单性分裂囊胚；自愿捐献的生殖细胞。进行人胚胎干细胞研究，必须遵守以下行为规范：利用体外受精、体细胞核移植、单性复制技术或遗传修饰获得的囊胚，其体外培养期限自受精或核移植开始不得超过14天；不得将前款中获得的已用于研究的人囊胚植入人或任何其他动物的生殖系统；不得将人的生殖细胞与其他物种的生殖细胞结合。此外，该原则禁止进行生殖性克隆人的任何研究；禁止买卖人类配子、受精卵、胚胎或胎儿组织。

2015年7月，原国家卫生计生委与原食品药品监管总局共同组织制定颁布了《干细胞临床研究管理办法（试行）》（国卫科教发〔2015〕48号）②，提出干细胞治疗相关技术不再按照第三类医疗技术管理。要求开展干细胞临床研究的医疗机构成立学术委员会和伦理委员会，对干细胞临床研究项目进行立项审查、登记备案和过程监管，并对干细胞制剂制备和临床研究全过程进行质量管理和风险管控。此外，该办法规定不得向受试者收取干细胞临床研究相关费用，不得发布或变相发布干细胞临床研究广告。根据该办法的要求，原卫生计生委与原食品药品监管总局共同成立由干细胞基础及临床相关专业、干细胞制剂制备和质量控制等领域专家组成的国家干细胞临床研究专家委员会，为干细胞临床研究规范管理提供技术支撑。干细胞临床研究伦理检查与指导等工作由卫计委医学伦理专家委员会承担。各省组建省级干细胞临床研究专家委员会和省级干细胞临床研究伦理专家委员会，对行政区域内的干细胞临床研究机构的学术、伦理审查情况进行监督检查。

① 科学技术部、卫生部关于印发《人胚胎干细胞研究伦理指导原则》的通知 [EB/OL].（2003-12-24）[2018-10-30]. http://www.most.gov.cn/fggw/zfwj/zfwj2003/200512/t20051214_54948.htm.

② 国家卫生计生委，食品药品监管总局 . 关于印发干细胞临床研究管理办法（试行）的通知 [EB/OL].（2015-08-21）[2018-10-30]. http://www.nhfpc.gov.cn/qjjys/s3581/201508/28635ef99c5743e294f45e8b29c72309.shtml.

第三章　2017 年中国临床医学研究重要进展及成果选编

近年来，随着中国医疗改革不断推进，研究型医院建设加速，转化医学和精准医学快速发展，中国临床医学研究能力得到不断提高。为把握中国临床医学研究进展，本章选编了 2017 年中国临床医学研究部分重要进展及成果。

入选的成果至少需要满足以下遴选标准和原则中的一个或多个：①建立的疾病诊疗规范改写国际指南；②在 *The New England Journal of Medicine*（*NEJM*）、*The Lancet*、*The Journal of the American Medical Association*（*JAMA*）、*British Medical Journal*（*BMJ*）国际四大顶尖医学期刊及 *Cell*、*Nature*、*Science* 及其子刊等发表的临床医学成果；③获得国家食品药品监督管理局的 1 类、2 类新药证书与药品注册批件[①]及医疗器械注册证等；④具有重大国际 / 国内影响的医学科技发明专利等；⑤其他具有重要临床价值或对医学科技发展具有重大影响的新发现、新技术、新产品等。

需要说明，编写组通过科技论文 Web of Science 数据库检索、医药卫生领域权威媒体和第三方机构的评述检索等方式进行成果初筛，经专家组评定，遴选收录了 76 条代表性进展及成果，并与相关单位进行了核定。但由于条件和水平有限，可能造成部分代表性临床医学研究进展有所遗漏，敬请谅解。

一、重大科学发现

中国临床医学基础研究领域取得较大进展。在重大疾病多组学研究和疾病机理研究、新技术新方法前沿探索、预防诊疗策略与防治技术体系构建等方面，取得了

---

① 2017 年，国家食品药品监督管理总局药品审评中心接收国产 1 类创新药注册申请 402 件（涉及 181 个品种），其中接收临床申请 379 件（涉及 171 个品种），上市申请 23 件（涉及 10 个品种）。按药品类型统计，化药 324 件（涉及 112 个品种），中药 2 件（涉及 1 个品种），生物制品 76 件（涉及 68 个品种），创新药的适应证主要集中在抗肿瘤、抗感染领域。但截至 2017 年 12 月底，仍然没有 1 类新药上市。

系列突破，特别是在生殖发育、肠道菌群与癌症关系、病毒免疫逃逸与致病机制研究等领域取得了重要原创性发现。

1. 研究鉴别出东亚人群血脂异常相关易感基因及突变位点

血脂异常是心血管病、肝脏疾病和糖尿病等重大慢病的危险因素，识别其遗传基因突变是揭示和了解发病机理的“金钥匙”。中国医学科学院阜外医院通过对50余万东亚和欧美人群的外显子组和基因组研究，研究者成功鉴定出50个影响血脂水平的易感基因，其中12个为国际上首次报道；鉴别出55个改变氨基酸编码的功能变异位点，其中14个为东亚人群特异位点。该研究是迄今最大规模的跨种族血脂外显子组研究，新易感基因的发现有助于血脂调节遗传机制的解析、血脂代谢异常和心血管疾病高危人群的识别和预测及揭示新的降脂药物靶点，具有转化应用价值。相关研究结果发表于 *Nature Genetics*①。

2. 提出首个以中国人命名的脑出血预后影像诊断新征象

重庆医科大学团队对脑出血患者进行了多年的影像学研究，在提出系列原创脑血管疾病新征象后，再次提出了预测脑出血早期血肿扩大和不良预后的临床脑血管病影像诊断新征象，即李琦岛征（LiQi Island Sign）。该征象在CT片中形似分离的小岛，这种形似小岛的血肿更容易扩大，故以“岛征”命名。岛征出现几乎意味着脑出血患者血肿扩大，也预示脑出血患者的不良预后。这一研究结果发表于国际权威期刊 *Stroke*②，成为第一个以中国人名字命名的临床脑血管疾病征象，被国际权威认证机构 Faculty of 1000（F1000）收录，推荐为临床医学必读论文。该研究改变了国际上通过超早期急诊CT血管造影（CTA）判定脑出血血肿扩大的传统方式，为脑出血患者个体化诊治提供了新方向。

3. 首次发现人类Piwi基因突变可导致男性不育

中国科学院生物化学与细胞生物学研究所与上海市计划生育科学研究所经7年

① LU X, PELOSO G M, LIU D J, et al. Exome chip meta-analysis identifies novel loci and East Asian-specific coding variants that contribute to lipid levels and coronary artery disease[J].Nature genetics, 2017, 49(12): 1722-1730.

② LI Q, XIE P. Island sign: an imaging predictor for early hematoma expansion and poor outcome in patients with intracerebral hemorrhage[J]. Stroke, 2017, 48(11): 3019-3025.

合作研究，首次发现人类 Piwi 基因突变导致男性不育，并揭示了其致病机理。Piwi 基因在动物睾丸组织中特异地表达，但其男性精子的产生及男性不育中的作用鲜为人知。该研究通过大规模测序筛查 413 例非梗阻性无精 / 少弱精症患者的 Piwi 基因，发现了一类拮抗 Piwi 蛋白泛素化修饰降解的基因突变，并通过构建小鼠模型证明此类突变直接导致雄性不育。该成果还在机制层面首次揭示 Piwi 具有调控精子形成中组蛋白 – 鱼精蛋白交换的新功能。基于此发现，还设计了干预策略，有效拯救了突变小鼠的精子形成缺陷，提高了精子活性，为此类男性不育症的精准医疗提供了理论基础和方法策略。相关研究结果发表于 *Cell*①，得到 *Nature Review Urology* 等学术期刊亮点专评，被认为是男性生殖领域的重要创新性发现，同时为解析精子形成中鱼精蛋白 – 组蛋白交换的启动机制这一生殖与发育生物学的重要生物学问题提供了重要线索。

4. 开展大队列基因变异分析，为黑色素瘤靶向治疗提供依据

由于亚裔人群黑色素瘤亚型研究的缺乏，导致亚裔人群黑色素瘤患者的总体生存率显著低于西方国家。北京大学肿瘤医院开展了迄今为止最大队列的亚裔人群黑色素瘤驱动基因变异分析，分析了 2793 例黑色素瘤样本中 *MAPK* 和 *TERT* 通路关键基因突变情况及其临床意义，证实 *KIT* 和 *NRAS* 基因突变是黑色素瘤的重要预后因素，为亚裔人群黑色素瘤靶向治疗规范的确立提供了依据，相关研究结果发表于 *Clinical Cancer Research*②，完善了“*MAPK* 通路为靶点的晚期黑色素瘤个体化治疗模式”；进而与 11 个国家 29 个中心合作开展了尼洛替尼对照化疗治疗 *KIT* 突变的晚期黑色素瘤患者的研究，证实了尼洛替尼对于 *KIT* 突变患者的有效性，相关研究结果发表于 *Annals of Oncology*③。该研究团队前瞻设计、回顾性分析了来自于国内多个黑色素瘤中心的 706 例黏膜型黑色素瘤患者，比较分析了不同原发部位患者的分期、转

---

① GOU L T, KANG J Y, DAI P, et al. Ubiquitination-deficient mutations in human piwi cause male infertility by impairing histone-to-protamine exchange during spermiogenesis[J]. Cell, 2017, 169(6): 1090-1104.

② BAI X, KONG Y, CHI Z, et al. MAPK pathway and TERT promoter gene mutation pattern and its prognostic value in melanoma patients: a retrospective study of 2, 793 cases[J]. Clinical Cancer Research, 2017, 23(20): 6120-6127.

③ GUO J, CARVAJAL R D, DUMMERR, et al. Efficacy and safety of nilotinib in patients with KIT-mutated metastatic or inoperable melanoma: final results from the global, single-arm, phase II TEAM trial[J]. Annals of oncology, 2017, 28(6): 1380-1387.

移模式、*CKIT*/*BRAF* 突变状态和总生存时间。该研究为全球首次比较不同原发部位黏膜黑色素瘤分期、转移模式的最大队列研究，为未来黏膜型黑色素瘤的临床研究设计和分期建立奠定了基础，相关研究结果发表于 *Annals of Oncology*①。

5. 首次发现肠道具核梭杆菌含量可以预测大肠癌预后和大肠癌化疗效果

上海交通大学医学院附属仁济医院消化学科暨上海市消化疾病研究所、癌基因及相关基因国家重点实验室，通过对大肠癌化疗后复发及不复发的患者黏膜组织 DNA 的测序分析，发现在肿瘤复发患者中肠道具核梭杆菌（*Fusobacteria nucleatum*）含量明显升高，并明确了该菌诱导癌细胞自噬而导致化疗药物 5-FU 和奥沙利铂等铂类药物耐药和肿瘤的术后复发，引起大肠癌患者五年生存率降低。该研究首次发现具核梭杆菌在大肠癌化疗耐药中的调控作用，并详细阐释了其相应的机制。新发现不仅为通过检测黏膜组织具核梭杆菌丰度而预测预后和预警化疗耐药风险提出了可能的标志物，也为抗肿瘤新药的开发提供了潜在的可行策略。与过去传统的方法比较（包括国际权威的美国癌症联合委员会分期和肿瘤细胞恶性分化程度等），具核梭杆菌的高含量在预测大肠癌患者预后方面的价值更大。相关研究成果发表于 *Cell*②。

6. 发现病毒免疫逃逸与复制新途径

中国医学科学院与上海第二军医大学医学免疫学国家重点实验室研究团队对病毒感染之后免疫细胞表达量高但其功能未知的非编码 RNA 进行筛选，发现了一群独特的长非编码 RNA（lncRNA），其表达水平在病毒感染后显著升高但不受干扰素影响，其中一个称为 lncRNA-ACOD1 的长非编码 RNA 能够显著地促进多种病毒的复制。研究表明，lncRNA-ACOD1 通过直接结合细胞内代谢酶——氨基转移酶 GOT2，促进 GOT2 的代谢活性，进而改变细胞代谢状态以促进病毒复制。该研究提出了病毒感染如何以主动性反馈方式、通过表观遗传机制调控宿主免疫细胞的代谢状态而利于病毒自身存活的新观点，揭示了表观遗传、细胞代谢和病毒感染之间的新调控网络，为病毒与宿主相互作用及病毒免疫逃逸的未来研究提出了新的研究方

---

① LIAN B, CUI C L, ZHOU L, et al. The natural history and patterns of metastases from mucosal melanoma: an analysis of 706 prospectively-followed patients[J]. Annals of oncology, 2017, 28(4): 868-873.

② YU T, GUO F, YU Y, et al. *Fusobacterium nucleatum* promotes chemoresistance to colorectal cancer by modulating autophagy[J]. Cell, 2017, 170(3): 548-563.

向。相关研究成果发表于 *Science*①。

7. 发现寨卡病毒关键基因突变，破解其引发小头症之谜

中国军事医学研究院联合中国科学院遗传与发育生物学研究所，比较了 2015 年和 2016 年分离自南美的寨卡病毒分离株与 2010 年柬埔寨分离株，发现其中一个关键突变位于寨卡病毒 prM 蛋白第 139 个氨基酸的位置上。研究表明，这个名为 S139N 的突变导致原本的丝氨酸被天冬酰胺取代，结果病毒神经毒性显著，在胎鼠中表现出更强的颅内复制能力和致小头畸形能力。这种突变病毒在人神经前体细胞中也表现出更强的感染能力，导致更为严重的细胞死亡。进一步溯源分析发现，这个突变最早出现在 2013 年 5 月左右，与小头症病例大量出现的时间高度吻合。这项研究为今后寨卡病毒的病原监测和风险预测提供了重要靶标，对于寨卡病毒致病机制研究和疫苗药物的研发也具有重要指导意义。该成果发表于 *Science*②。

8. 首次揭示中国青少年肥胖人群肠道菌群构成

上海交通大学医学院附属瑞金医院建立了较大规模、高质量青少年肥胖 – 正常体重人群队列，开展肠道菌群宏基因组测序并进行深度解析，首次揭示中国青少年肥胖的肠道菌群组成，发现一系列丰度显著异于正常人群的肠道共生菌——多形拟杆菌（BT 菌）。经多组学分析证明，肠道菌群的改变与宿主代谢物水平显著相关，动物水平干预研究证明多形拟杆菌能够降低普通饮食和高热量饮食状态下脂肪含量，延缓体重增长速率。接受减重手术（袖状胃切除术）的肥胖患者手术前后的肠道菌群特征谱有所改变，变化趋势与动物研究相符。基于队列人群、动物及临床干预等多层次证据，研究团队证实 BT 菌有望成为新的益生菌研发靶点，用于减肥药物或食品开发。相关研究成果发表于 *Nature Medicine*③。

9. 大样本基因组研究为解析精神分裂症发病机制提供重要线索

北京大学第六医院采用 4 批独立的精神分裂症基因组数据进行深度分析（4384

---

① WANG P, XU J F, WANG Y J, et al. An interferon-independent lncRNA promotes viral replication by modulating cellular metabolism[J]. Science, 2017, 358(6366): 1051-1055.

② YUAN L, HUANG X Y, LIU Z Y, et al. A single mutation in the prM protein of Zika virus contributes to fetal microcephaly[J]. Science, 2017, 358(6365): 933-936.

③ LIU R X, HONG J, XU X Q, et al. Gut microbiome and serum metabolome alterations in obesity and after weight-loss intervention[J]. Nature medicine, 2017(23): 859-868.

例 SCH 患者及 5770 名对照）与独立样本（4339 例患者及 7043 名对照）验证，发现中国汉族精神分裂症人群中特有的若干全基因组水平强关联位点 2p16.1、6p22.1、10q24.32 等，以及 4 个汉族人群 SCH 新异感基因 VRK2、GABBR1、AS3MT 和 ARL3；对新发现的精神分裂症易感基因 VRK2 和 ARL3 参与精神分裂症发病机制进行功能解析，发现其参与大脑皮层神经元增殖分化和迁移，取得了精神分裂症发病机制的突破。该研究为探索精神分裂症跨种族人群共享易感基因的潜在机制提供了重要线索依据。相关研究成果发表于 *Molecular Psychiatry*[①]。

10. 肾脏疾病精准诊断取得新进展

中国人民解放军东部战区总医院（原南京军区南京总医院）国家肾脏疾病医学研究中心基于基因组、转录组、蛋白质组、代谢产物组和表观遗传学组，开展了肾脏疾病新分子机制、新干预靶点和新型诊断标志物的研究。该中心联合北京大学第一医院、上海交通大学医学院瑞金医院肾脏科和上海生物信息技术研究中心开展了基于多组学图谱的免疫性肾脏疾病的分子分型研究，根据肾脏疾病临床诊断和治疗中的关键科学问题，借助精准医学研究平台和手段，发挥学科交叉和协同创新的优势，在肾脏疾病分子机制和标志物创新性研究方面取得了一批突破性进展，揭示了疾病发生发展的分子机制，为肾脏疾病诊断和疾病分类提供了精准工具。相关研究成果于 2017 年发表在 *Diabetes*[②]、*Kidney International*[③④]、*Nature Reviews Nephrology*[⑤] 和 *Clinical Journal of the American Society of Nephrology*[⑥] 等期刊上。构建了肾脏疾病数字化病理协同研究网络、肾脏疾病前瞻性队列研究体系（中国 NEPTUNE 系统）、肾脏疾病多中

① YU H G, YAN H K, LI J M. Common variants on 2p16.1, 6p22.1 and 10q24.32 are associated with schizophrenia in Han Chinese population[J]. Molecular psychiatry, 2017, 22(7): 954-960.

② PAN Y, JIANG S, HOU Q, et al. Dissection of glomerular transcriptional profile in patients with diabetic nephropathy: SRGAP2a protects podocyte structure and function[J]. Diabetes, 2018, 67(4): 717-730.

③ LU Y Q, YE Y T, YANG Q Q, et al. Single-cell RNA-sequence analysis of mouse glomerular mesangial cells uncovers mesangial cell essential genes[J]. Kidney international, 2017, 92(2): 504-513.

④ LU Y Q, YE Y T, BAO W D, et al. Genome-wide identification of genes essential for podocyte cytoskeletons based on single-cell RNA sequencing[J]. Kidney international, 2017, 92(5): 1119-1129.

⑤ CAMARA S, SARAIVA N O, KUNITOSHI I, et al. Kidney disease and obesity: epidemiology, mechanisms and treatment[J]. Nature reviews nephrology, 2017, 13(3): 181-190.

⑥ CHEN Y H, BAO H, LIU Z Z, et al. Risk factors for renal survival in Chinese patients with myeloperoxidase-ANCA-associated GN[J]. Clinical journal of the American society of nephrology, 2017, 12(3): 417-425.

心生物样本资源协同研究体系等一系列肾脏疾病精准医学研究的支撑性平台。

11. 发现黄曲霉暴露相关肝癌的新高精度突变频谱

中国医学科学院肿瘤医院在黄曲霉暴露相关肝癌基因组进行了研究，并在该研究领域取得了重要进展。该研究从肿瘤基因组角度出发，从突变数、优势突变（C 到 A)、碱基位置、链特异性等维度总结了黄曲霉暴露相关肝癌的高精度突变频谱，发现了 TP53、TERT、AXIN1、CTNNB1、ADGRB1 等高频突变基因。其中，高频 ADGRB1 突变系首次在肝癌中报道。根据上述黄曲霉相关肝癌基因组特征，研究人员分析了世界范围内 1072 例肝癌基因组数据，从中发现了一些隐匿性黄曲霉相关肝癌，其发生率与地区无关，与人群的遗传背景无关。与吸烟、饮酒等危险因素不同，普通人群通常在未察觉情况下食用黄曲霉污染的食物，通过病史询问等方式无法确定黄曲霉暴露与否，基因组研究发现为病因学的追溯提供了有效手段。研究还发现，与非黄曲霉暴露所导致的肝癌相比，黄曲霉相关肝癌的突变负荷及由于基因突变而形成的肿瘤新抗原肽数目明显高于非黄曲霉暴露肝癌，癌组织中的 PD-L1 表达水平显著增强。这些结果提示黄曲霉相关肝癌很可能对 PD-L1/PD-1 免疫检查点的抗体治疗敏感。相关研究发表于 *Gastroenterology*[①]。

12. 脑血管病精准医学研究取得新进展

首都医科大学附属北京天坛医院开展了中国脑卒中流行病学调查。该项调查于 2013 年 9—12 月在全国 31 个省（自治区、直辖市）疾病监测系统的 157 个监测县（区）开展，具有很好的人群代表性。调查结果显示，脑卒中死亡（粗）率为 127.2/10 万，加权率为 85.9/10 万，年龄调整死亡率（用 WHO 世界人口）农村为 116.8/10 万，显著高于城市的 74.9/10 万。该项调查研究是中国开展的规模最大、方法规范、标准统一、质控严格并有全国代表性的脑卒中流行现况调查，填补了国内脑卒中流行病学数据的空缺。2017 年北京天坛医院完成了基因多态性对氯吡格雷治疗急性缺血性卒中 / 短暂性脑缺血发作疗效影响的 Meta 分析研究。该研究证实，在氯吡格雷治疗的急性缺血性卒中 / 短暂性脑缺血发作患者中，携带 CYP2C19 功能缺失等位基因者比未携带者发生卒中和联合血管事件的风险更高。该研究结果是脑血管病精准医学研究取得的

① ZHANG W, HE H, ZANG M, et al. Genetic features of aflatoxin-associated hepatocellular carcinoma[J]. Gastroenterology, 2017, 153(1): 249-262.

突破性进展，对今后中国卒中患者合理使用抗血小板药物具有重要参考价值。

13. 发现罕见致病基因突变导致空卵泡综合征

山东大学生殖医学团队在两个空卵泡综合征不孕症家系和散发患者中发现了 ZP3c.400 G > A（p.Ala134Thr）致病基因突变。ZP3 糖蛋白是透明带的关键组分，该突变影响了 ZP3 与透明带的另一组分 ZP2 的结合，进而妨碍了透明带的形成并导致卵母细胞蜕变。这些罕见致病基因的发现为空卵泡综合征的发病机制研究提供了遗传学证据，为该病的诊断提供了确凿的检测靶点，为女性不孕症的发生机制和诊断治疗提供了新的证据，对于诊断疾病并调整临床助孕策略有重要意义。相关研究发表于 *American Journal of Human Genetics*[①]。

14. 建立肝癌早期诊断及预后预测的“液体活检”新方法

中山大学肿瘤防治中心与美国加州大学圣迭戈分校历时 5 年研究，在国际上率先突破了微量血液中循环肿瘤 DNA（ctDNA）稳定提取、甲基化位点高通量检测、海量数据统计学分析处理等技术壁垒，通过检测 1098 例肝癌患者和 835 例健康对照人群 ctDNA 中甲基化水平，从 40 多万个候选位点中，构建了分别含有 10 个和 8 个甲基化位点的肝癌早期诊断和预后预测分子模型。这一新技术与传统的肝癌诊断技术相比具有明显的优越性：首先，该方法简便快速，仅需抽取几毫升的血液即可完成检测，大幅避免患者的活检创伤和放射性辐射；其次，诊断敏感性和特异性更高，误诊和漏诊率大幅降低，将诊断的准确性由现有肝癌血清标志物 AFP 的 81.6% 提高到 96.9%，漏诊率比以往降低一半以上，对肝癌预后预测准确性高达 75.3%，显著优于现有肿瘤分期的 65.1%；再次，可以实时监测肿瘤的疗效，比常规影像学检查提前数周乃至数月发现肿瘤的复发情况；最后，新方法具有较高经济性，可在肝癌筛查中实现大规模应用，有助于节约医疗资源。该项研究取得了液体活检技术应用于肝癌早诊和预后预测的重大突破，填补了液体活检在肝癌诊断中的空白，具有重要的临床应用价值。相关成果发表于 *Nature Material*[②]。

① CHEN T, BIAN Y, LIU X, et al. A recurrent missense mutation in ZP3 causes empty follicle syndrome and female infertility[J]. American journal of human genetics, 2017, 101(3): 459-465.

② XU R, WEI W, KRAWCZYK M, et al. Circulating tumour DNA methylation markers for diagnosis and prognosis of hepatocellular carcinoma[J]. Nature materials, 2017(16): 1155-1161.

15. 发现通过光遗传学技术防治恶性室性心律失常

武汉大学人民医院研究团队发现，通过光遗传学技术对心脏交感神经进行调控，能够显著抑制恶性室性心律失常的发生，该发现有望成为防治恶性室性心律失常的新策略。2017 年 3 月，该研究成果获得美国心脏病学会 2017 中国原创研究评分第一名。基于这项研究成果，该团队申请了植入式刺激器的专利。这种刺激器可通过微创手术植入心脏交感神经节，并在体外移动端（如智能手机）上利用蓝牙无线调控开关，从而实现对心脏交感神经的无创、可逆调控，降低患者心源性猝死风险。相关研究成果发表于 *JAMA Cardiology*[①]。

16. 开展吸烟与烟草依赖对大脑结构和功能影响的影像学系列研究，为烟草依赖是一种脑病提供证据

中日友好医院通过使用功能性磁共振技术，基于功能连接、分数低频振幅等脑神经学指标，对比吸烟者与非吸烟者、吸烟的烟草依赖患者与吸烟的非烟草依赖患者之间大脑结构和功能方面的差异，结果发现与非吸烟者相比，吸烟者的大脑结构发生明显改变，表现为灰质、白质萎缩并随吸烟量的增多而加重；与吸烟的非烟草依赖患者相比，烟草依赖患者大脑额叶、颞叶、边缘叶的静息态神经活动异常，岛叶 – 眶额皮质、岛叶 – 额上回、岛叶 – 颞叶的功能连接显著降低，并与尼古丁依赖程度密切相关。中国现有吸烟者 3.16 亿人，控烟是疾病最佳预防策略已成为国际共识，戒烟是呼吸系统疾病的早期预防和治疗手段。该系列研究发现有助于理解吸烟者明知吸烟有害却仍坚持吸烟的烟草依赖行为、认知等异常表现，纠正多数人认为吸烟只是一种不良习惯的错误认知，为“烟草依赖是一种脑病，需要治疗”的理念提供了新的科学证据。研究成果分别发表于 *Neurological Research*[②]、*Respirology*[③] 和 *Clinical Respiratory Journal*[④]。

---

① YU L, ZHOU L, CAO G, et al. Optogenetic modulation of cardiac sympathetic nerve activity to prevent ventricular arrhythmias[J]. Journal of the American college of cardiology, 2017, 70(22): 2778-2790.

② WANG S C, ZUO L, JIANG T, et al. Abnormal white matter microstructure among early adulthood smokers: a tract-based spatial statistics study[J]. Neurological research, 2017, 39(12): 1094-1102.

③ ZHOU S, XIAO D, P PENG, et al. Effect of smoking on resting-state functional connectivity in smokers: an fMRI study[J]. Respirology, 2017, 22(66):1118-1124.

④ PENG P, WANG Z C, JIANG T, et al. Brain-volume changes in young and middle-aged smokers: a DARTEL-based voxel-based morphometry study[J]. Clinical respiratory journal, 2017, 11(5): 621-631.

17. 女性生育力与生殖内分泌疾病诊疗策略研究取得新进展

北京大学第三医院与内分泌科、生殖医学中心、临床流行病学研究中心等团队合作，开展了女性生育力与生殖内分泌疾病研究，完成“甲状腺功能正常的甲状腺自身免疫状态妇女接受左甲状腺素治疗后的妊娠结局研究”的随机对照临床试验。甲状腺自身免疫状态是指血中存在甲状腺自身抗体，包括抗甲状腺过氧化物酶抗体（TPOAb）和抗甲状腺球蛋白抗体。既往的队列研究结果显示，在甲状腺功能正常的妇女中，与甲状腺自身抗体阴性组相比，甲状腺自身抗体阳性组在自然妊娠或 IVF-ET 妊娠后的流产风险显著升高。小型对照临床试验研究和队列研究显示，在甲状腺功能正常的甲状腺自身抗体阳性妇女中，左甲状腺素治疗可能降低这类人群的流产风险。然而，通过大样本随机对照试验证实，甲状腺功能正常但甲状腺自身抗体阳性的不孕症女性在进行 IVF-ET 过程中不需要预防性应用左甲状腺素，但需要监测甲状腺功能的变化，这是迄今为止在甲状腺自身免疫状态与体外受精－胚胎移植（IVF-ET）妊娠结局相关研究领域，国际上报道的临床研究中样本量最大的对照临床试验研究。该研究结果对于合理诊治甲状腺自身抗体阳性的不孕症患者具有重要的临床指导意义，也将对相关治疗指南的修订提供重要参考。相关研究成果发表于 *JAMA*[①]。

18. 揭示肿瘤免疫逃逸和治疗耐受新机制

中山大学孙逸仙纪念医院根据其多年的保乳和术前新辅助治疗乳腺癌的经验，围绕抗肿瘤治疗对肿瘤微环境的改造作用和机制进行探索。发现：①肿瘤微环境经历化疗后，富集出一群能耐受化疗并促进肿瘤复发的成纤维细胞；②治疗单抗介导巨噬细胞吞噬（ADCP）作用，可通过上调 PDL1 抑制抗肿瘤淋巴细胞的功能，导致免疫耐受；③抗肿瘤淋巴细胞激活可上调 NKILA 长非编码 RNA，使其对死亡（AICD）敏感，导致肿瘤免疫逃逸；④肿瘤相关巨噬细胞通过分泌 CCL18 募集外周血的幼稚 T 细胞至肿瘤局部，转变为 Treg 细胞抑制肿瘤特异性免疫。通过干预上述靶点，能有效逆转肿瘤微环境细胞的免疫抑制作用，增强抗肿瘤效果。并提出联合单抗和免疫节点抑制的肿瘤免疫治疗新策略。相关成果以论著发表在 *Cell*（2 篇），*Nature Immunology*（1 篇）和 *Cell Research*（1 篇）上。*Cell* 杂志配发了著名肿瘤

---

① WANG H N, GAO H W, CHI H B, et al. Effect of levothyroxine on miscarriage among women with normal thyroid function and thyroid autoimmunity undergoing in vitro fertilization and embryo transfera randomized clinical trial[J]. JAMA, 2017, 318(22): 2190-2198.

生物学家 Hanahan 的评述，*Nature Reviews Immunology*、*Nature Reviews Cancer*、*Cancer Discovery* 等期刊发表专文或亮点介绍，认为该成果对全面提升肿瘤免疫治疗潜能有重大意义。

19. 发现判断西妥昔耐药的伴随诊断新标志物

第四军医大学和美国田纳西 Vanderbilt 大学合作，发现 lncRNA MIR100HG 及其生成的 miR-100 和 miR-125b 通过靶向 Wnt/β-catenin 通路多个负性调控分子，促进 Wnt 通路活性增强，导致西妥昔单抗耐药。临床标本验证发现 MIR100HG/miR-100/miR-125b 异常表达系独立于已知耐药基因突变的新标志物，抑制 Wnt 通路有望成为逆转临床西妥昔单抗靶向耐药的新策略新方法。研究成果以论著发表在 2017 年 12 月的 *Nature Medicine*[①] 上。该研究成果引起国内外学术界的广泛关注，*Nature Review Gastroenterology & Hepatology* 在研究亮点专栏特别推荐该项研究，编辑评述该工作加深了非编码 RNA 在肿瘤中作用的进一步认识，是结肠癌靶向治疗领域的重大突破。美国科学院院士、非编码 RNA 研究领域专家 Carlo Croce 教授也在其综述中高度评价了该项工作。目前，项目组通过液体活检检测 MIR100HG、miR-100、miR-125b 分子表达差异判断西妥昔耐药试剂盒的研发已经启动。

二、新技术新方法

1. 复杂性脑血管病复合手术达到国际先进水平

首都医科大学附属北京天坛医院依托数字减影技术，在常规显微手术室的基础上将外科手术和介入治疗相结合，建立复合手术室。利用优势互补对复杂颅内动脉瘤、复杂脑血管畸形的外科干预方式进行了创新探索，弥补了传统治疗方法的短板。目前已形成 7 项治疗复杂性脑血管病的创新术式，包括针对复杂动静脉畸形的靶向栓塞切除术、球囊辅助切除术、开颅经静脉栓塞术、功能区保护性动静脉畸形栓塞切除术；针对复杂颅内动脉瘤的介入球囊辅助动脉瘤夹闭术、经实时 DSA 评估的精准动脉搭桥术；针对复杂颈动脉闭塞的外科内膜剥脱协同介入血管成形术式。利用复合手术的优势，开展了脑血管病血流动力学评价和血管构筑学的相关研究。

---

① LU YY, ZHAO X, LIU Q, et al. lncRNA MIR100HG-derived miR-100 and miR-125b mediate cetuximab resistance via Wnt/β-catenin signaling[J]. Nature medicine, 2017(23): 1331-1341.

提高了对复杂性脑血管疾病的外科治疗效果，使其较常规治疗方法术后残留率下降10%，死亡率下降3%，降低手术和介入治疗的风险，避免反复手术带来的社会和经济问题。该技术已经达到国际先进水平，大幅降低了患者的痛苦和经济负担，也缩短患者重返社会的时间。

2. 开展“针药联合”治疗多囊卵巢综合征研究

由国家中医临床研究基地妇儿病团队与黑龙江中医药大学附属第一医院妇产科合作开展了针刺联合西药氯米芬治疗多囊卵巢综合征（PCOS）不孕症研究。研究团队从25家医院筛选病例4645例，入组病例1000例，平均年龄28岁，不孕时间约2年。针刺和用药4个月，妊娠随访10个月。本项研究还首次在大样本量与严格的纳排标准的PCOS人群中，系统性地阐明了PCOS患者的痰湿、血瘀和肝郁等中医症候不同分类客观化特征。该研究基于中国PCOS疾病特征，规范评价了中西医结合方法治疗多囊卵巢综合征的生殖和代谢临床疗效。相关研究发表于*JAMA*[①]。

3. 揭示完全性肺静脉异位引流的诊治策略优势

完全性肺静脉异位引流（TAPVC）是危重复杂性先心病的代表病种之一，发病率占先心病的1%～3%，若不进行外科干预，约80%的患儿在出生后1年内死亡。广东省心血管病研究所心脏外科的先天性心脏病临床－流行病学研究团队联合上海儿童医学中心心脏外科，在*Circulation*上发表了多中心临床研究成果[②]。该研究是中国先心病外科首次在该期刊上发表的有关复杂先心病多中心临床研究，是迄今为止亚洲最大规模、世界第二大规模的TAPVC多中心临床研究。该研究在国内外首次回顾并分析了无线缝合技术与传统术式的比较；对于术前存在梗阻的患儿，在降低术后肺静脉再狭窄率上所具有的优势。*Circulation*编辑导言指出，中国的多中心研究结果对于指导TAPVC术前精确诊断和术中手术规划具有重要借鉴意义。

4. 多中心前瞻性临床研究筛选并验证了单倍型移植供者选择的主要影响因素

HLA亲缘单倍型移植可部分取代经典的全合同胞供者为移植首选。异基因造血

① WU X K, STENER-VICTORIN E, KUANG H Y, et al. Effect of acupuncture and clomiphene in chinese women with polycystic ovary syndrome: a randomized clinical trial[J]. JAMA, 2017, 317(24): 2502-2514.

② SHI G, ZHU Z, CHEN J, et al. Total anomalous pulmonary venous connection: the current management strategies in a pediatric cohort of 768 patients[J]. Circulation, 2017, 135(1): 48-58.

干细胞移植是治愈恶性血液病的最有效方法之一，HLA 全合同胞，即供者和接受者的 HLA 一致，一直是经典的首选移植供者，但同胞间全合概率仅 25%，加之中国独生子女家庭多，供者来源问题严重制约着移植的应用。北京大学血液病研究所原创的单倍型移植方案彻底解决了移植供者来源不足的问题。既往的多项研究已证实该单倍型移植可取得与同胞相合移植相近的疗效。北京大学人民医院、北京大学血液病研究所的多中心前瞻性临床研究纳入了 1199 例单倍型处于第一次完全缓解期的急性白血病连续病例，随机分为训练组（n=611）和验证组（n=588），通过对移植相关死亡（TRM）的多因素分析，建立了以供受者年龄、性别匹配及血型相合为核心的积分体系，基于此积分可将患者按不同风险的移植预后区分开来。该结果也在验证组病人中得到进一步验证。该项研究成果证明了供者来源已不是影响移植预后的主要因素，在北大血研所原创的单倍型移植模式下，选择最佳供者主要依据为供受者年龄、性别匹配以及血型相合情况。相关研究成果发表于 *Leukemia*①。

5. 揭示脉搏血氧饱和度监测联合心脏杂音听诊可发现新生儿先天性心脏病

由复旦大学附属儿科医院心内科执导的一项前瞻性研究表明，脉搏血氧饱和度监测联合心脏杂音听诊（双指标筛查）用于发现新生儿先天性心脏病是可行、可靠的。2011 年以来，该科研团队研究团队联合全国 20 家医院，进行了全球最大样本量（n=122 738）的新生儿先心病筛查多中心研究，不仅证实了血氧饱和度（POX）筛查同样适用于人口基数庞大的发展中国家（筛查危重先心病的敏感度为 83.6%，特异度为 99.7%），而且发现 POX 与心脏杂音听诊结合后筛查先心病的效力与 POX 结合临床评估（先心病家族史、特殊面容、合并畸形、心脏杂音）相似。该项研究进一步验证了 POX 结合心脏杂音听诊后，较使用单一的 POX 筛查方法可以大幅提高新生儿早期先心病的检出率，而假阳性率处于合理水平。相关研究成果发表于 *Pediatrics*②。

6. 证实电针腰骶部两个穴位可控制女性压力性尿失禁

中国中医科学院、中国中医科学院广安门医院在全国 12 家医院开展了多中心随

① WANG Y, WU D P, LIU Q F, et al. Donor and recipient age, gender and ABO incompatibility regardless of donor source: validated criteria for donor selection for haematopoietic transplants[J]. Leukemia, 2017, 32(2): 492-498.

② HU X J, MA X J, ZHAO Q M, et al. Pulse oximetry and auscultation for congenital heart disease detection[J]. Pediatrics, 2017, 140(4): 1542-1554.

机临床试验。研究人员将 504 例女性压力性尿失禁患者随机分为电针组和假电针组（各 252 例），分别接受电针双侧中髎穴、会阳穴和假电针不少于 6 周 18 次的治疗，结果 482 例患者完成了治疗，电针组减少漏尿量、减少尿失禁次数、改善生存质量均明显优于假电针组，差异有显著的临床意义，停止治疗后疗效可以维持 24 周，治疗期间不良事件很少发生。相关研究发表于 *JAMA*①。该研究证实了电针腰骶部两个穴位就能有效地控制女性压力性尿失禁，此项研究用高质量的临床研究证据证实电针治疗女性压力性尿失禁临床疗效确切、安全性好。

7. 提出治疗中枢损伤后期瘫痪上肢功能恢复新方法

复旦大学附属华山医院开展了Ⅱ期临床试验“健侧颈神经根移位手术治疗脑卒中、脑瘫后上肢痉挛性偏瘫”。该研究工作由国家老年疾病临床医学研究中心首创的“健侧颈 7 神经移位术治疗臂丛损伤”扩展而来。研究发现，大脑功能重塑参与了肢体修复过程，一侧大脑具有同时控制双侧上肢的潜能。研究团队基于新理论开展临床研究，提出治疗中枢损伤后期瘫痪上肢功能恢复的新方法——手术将健侧上肢颈神经移位至瘫痪侧的颈神经，避开损伤侧大脑半球，让偏瘫上肢与同侧健康大脑半球相连接，激发健康大脑半球的潜能，促使瘫痪上肢恢复功能。该研究成果不仅为中枢损伤后致上肢痉挛性偏瘫的广大患者带来了福音，拓展了手外科的学科领域，还为人类认识大脑、调控大脑提供了新视角，具有重要的科学意义和社会效益。相关研究成果发表于 *The New England Journal of Medicine*②。

8. 中国胚胎植入前遗传学筛查诊断获得突破，辅助生殖技术取得新进展

精准阻断染色体结构异常向子代传递对出生缺陷防控具有重要意义。郑州大学第一附属医院牵头研发了等位基因映射识别胚胎染色体易位携带状态技术（MaReCs），并全面向临床推广应用。该技术全面阐述了人类染色体易位产生配子的类型，创新性整合 MALBAC 单细胞扩增、染色体断裂位点精准识别、全基因组拷贝数变异分析与胚胎易位携带状态诊断，可在同一胚胎上同时进行染色体整倍性筛查和易位携带者状态分析。这项解决了目前辅助生殖医学领域的一大难题，有望改

① LIU Z S, LIU Y, XU H F, et al. Effect of electroacupuncture on urinary leakage among women with stress urinary incontinence: a randomized clinical trial[J]. JAMA, 2017, 317(24): 2493-2501.

② ZHENG M X, HUA X Y, FENG J T, et al. Trial of contralateral seventh cervical nerve transfer for spastic arm paralysis[J]. The new England journal of medicine, 2018, 378(1): 22-34.

写染色体结构异常患者生育结局。相关成果发表于 *PNAS*①。另一项新的技术“胚胎植入前单体型连锁分析”（PGH）被证明用于阻断染色体平衡易位向下一代的传递。复旦大学附属妇产科医院通过基因芯片获得全基因组 SNP 基因分型，然后利用连锁分析构建携带者家系的全基因组单体型，使用定位胚胎是否携带易位染色体单体型及易位断裂点区域是否发生同源重组，来判断胚胎的染色体状态，成功实现了正常型胚胎和易位型胚胎的精准区分。相关成果发表于 *BMC Med Genomics*②。

9. 创建急性肾损伤风险预测和诊断新方法

急性肾损伤（AKI）目前缺乏有效治疗，主要原因是缺乏有效的风险预测和早期诊断方法。因此，建立 AKI 风险预测和早期诊断方法，预测或早期发现高危人群，对于改善疾病预后至关重要。南方医科大学南方医院通过一系列前瞻性、多中心、大样本临床队列研究，建立了预测 AKI 发病、进展及预后风险的新方法。发现预测急性心肾综合征的新型生物标志物，首次证实尿液血管紧张素原（uAGT）水平可预测急性心肾综合征的发病和预后风险，uAGT 预测 AKI 发病风险的准确性达 84%；发现预测心脏大手术后严重 AKI 发病风险的新型生物标志物，证实手术后 6 小时内的尿液金属蛋白酶 7（MMP7）能够预测儿童和成人心脏大手术后严重 AKI 的发病风险；建立了预测 AKI 进展风险的新方法，证实 uAGT、uIL-18 和 uNGAL 有效预测急性心肾综合征的进展风险，上述生物标志物联合临床危险因素显著提高急性心肾综合征进展的风险再分层；建立了 AKI 发展为慢性肾纤维化的风险预测新方法，采用超声增强技术检测发病早期肾灌注量并预测 AKI 慢性化风险；诊断新方法已在全国推广，新型生物标志物正通过建立电子预警系统应用于临床。相关研究成果发表于 *Antioxidants & Redox Signaling*③。

---

① XU J, ZHANG Z, NIU W, et al. Mapping allele with resolved carrier status of Robertsonian and reciprocal translocation in human preimplantation embryos[J]. Proceedings of the National Academy of Sciences of the United States of America, 2017(114): E8695-E8702.

② ZHANG S, LEI C, WU J, et al. The establishment and application of preimplantation genetic haplotyping in embryo diagnosis for reciprocal and robertsonian translocation carriers[J]. BMC medical genomics, 2017, 10(1): 60.

③ CAO W, CUI S, YANG L, et al. Contrast-enhanced ultrasound for assessing renal perfusion impairment and predicting acute kidney injury to chronic kidney disease progression[J]. Antioxidants & redox signaling, 2017, 27(17): 1397-1411.

10. 缺血性脑血管病和脑肿瘤临床研究队列规模世界领先

首都医科大学附属北京天坛医院基于国家科技支撑计划课题“缺血性脑血管病和脑肿瘤防治关键技术研究”，优化人群队列信息收集与管理。完成了全国多中心998例颅内动脉瘤同时合并脑血管狭窄前瞻性队列研究，以及313例患者的1年期随访工作，烟雾病数据库纳入病例2488例，包含完整的基线数据和1年随访信息；颈动脉狭窄数据库已完成1334例，将影像与患者临床症状及认知功能相关联，得到颈动脉内膜剥脱术可以改善海马血供，进而改善患者记忆功能的初步结论。完成“中国国家脑肿瘤注册登记研究平台”的开发及建设任务，平台数据中心端软硬件系统和通用数据总线进一步完善和优化，开发完成了数套个性化的数据对接程序，目前收集脑肿瘤住院病历32 000余份，首批数据初步完成病例复核及质量监察，各参研单位脑肿瘤病例登记百分比超过90%，形成3组量质双优的脑肿瘤临床研究队列，规模处于世界领先水平。

三、临床转化与产品

2017年，中国临床转化研究与产品硕果累累，前沿技术成果转化和创新产品上市加快。在恶性肿瘤、心血管疾病等临床专科领域多项成果问鼎世界四大临床科研杂志或其子刊，辅助生殖技术、复杂性脑血管病复合手术走向或达到国际先进水平，重组埃博拉病毒病疫苗（腺病毒载体）、针对新适应证康柏西普眼用注射液、帕金森病嗅觉诊断产品“金帕默”、高低温复式肿瘤微创治疗设备、第二代介入瓣膜等一批成果获批上市转化应用。

1. 全球首个埃博拉疫苗获批

2017年10月19日，国家药品监督管理局批准重组埃博拉病毒病疫苗（腺病毒载体）的新药注册申请，成为全球首个获批新药的埃博拉疫苗产品。该疫苗是由中国独立研发、具有完全自主知识产权的创新性重组疫苗产品，由军事医学科学院生物工程研究所和康希诺生物联合研发。在非洲塞拉利昂开展的Ⅱ期500例临床试验取得成功，这是中国疫苗研究首次走出国门的历史性突破。与国外的液体剂型埃博拉疫苗相比，中国的冻干剂型埃博拉病毒病疫苗具备更为优良的稳定性，特别是在非洲等高温地区进行运输和使用时，具备更加突出的优势。

2. 成功研制中国首个人感染 H7N9 禽流感病毒疫苗种子株

由浙江大学医学院附属第一医院传染病诊治国家重点实验室、感染性疾病诊治协同创新中心牵头，联合香港大学、中国疾病预防控制中心等多家研究单位，成功研制了中国首个人感染 H7N9 禽流感病毒疫苗种子株，打破了中国流感疫苗种子株必须依靠世界卫生组织提供的历史。该研究成果提升了中国流感疫苗研发能力和水平，为应对重大新发突发传染病提供了快速研发疫苗新技术平台。

3. 中国原创性新药优替德隆Ⅲ期临床疗效显著

针对既往接受过蒽环类和紫杉烷类药物治疗失败或复发的转移性乳腺癌患者（MBC），中国医学科学院肿瘤医院牵头组织了中国原创新药优替德隆（Utidelone，UTD1，一种基因工程埃坡霉素类似物）Ⅲ期临床研究，比对 UTD1 联合卡培他滨和单用卡培他滨的疗效和安全性。主要研究终点为无进展生存（PFS），次要研究终点为客观有效率（ORR）、总生存（OS）和安全性。研究结果表明，优替德隆联合卡培他滨治疗对已经大量治疗、耐药、晚期转移性乳腺癌患者具有较好疗效，PFS、OS 和 ORR 等疗效指标均显著优于卡培他滨单药对照组，显著提高了常规治疗（紫杉类和蒽环类耐药）失败且晚期转移性乳腺癌患者的 OS，不良反应少且容易处理。此外，在由中心牵头组织的非盲非对照Ⅱ期研究中，优替德隆联合卡培他滨治疗对蒽环类或紫杉类治疗失败的晚期转移性乳腺癌患者显示出良好的有效性、耐受性和安全性。目前，优替德隆新药注册申请已被原国家药品监督管理局受理并入选优先审评审批品种。优替德隆的新适应证、新联合治疗方案和新剂型的研发工作将继续开展。相关研究成果发表于 *Lancet Oncology*[①]，并被 *Nature Reviews Clinical Oncology* 作为研究热点给予报道。

4. 实施大样本Ⅲ期随机临床研究，证实吉非替尼为非小细胞肺癌患者术后辅助治疗的重要选择

一直以来，肺癌研究主要由欧美国家的专家编写制定治疗指南，来指导临床治疗。近年来，中国专家经过不懈努力，在该领域发出越来越多的声音。由广东

① XU B, ZHANG P, SUN T, et al. Utidelone plus capecitabine versus capecitabine alone for heavily pretreated metastatic breast cancer refractory to anthracyclines and taxanes: a multicentre, open-label, superiority, phase 3, randomised controlled trial[J]. Lancet oncology, 2017,18(3): 371-383.

省人民医院、中山大学牵头、全国27家中心参与、历时8年的大样本Ⅲ期随机临床研究——ADJUVANT研究首次证实完全切除的EGFR突变阳性Ⅱ-ⅢA期（N1-N2）肺癌患者术后接受表皮增长因子－靶向药物（EGFR–TKI）辅助治疗，具有2年无病生存（DFS）显著获益。该研究开创了非小细胞肺癌EGFR–TKI辅助治疗的先河，吉非替尼有望成为早期非小细胞肺癌患者术后辅助治疗的重要选择。结论显示，吉非替尼辅助治疗疗效显著优于辅助化疗，DFS中位数分别为28.7个月和18.0个月。吉非替尼组不良事件发生率与既往报道一致，未出现间质性肺病（ILD）。ADJUVANT研究结果为早期肺癌术后辅助治疗带来了新的希望，研究人员期望随着系列相关研究的陆续深入，吉非替尼可用于相关的适应证，从而给肺癌患者提供更多的选项。相关研究发表于 *Lancet Oncology*①。

5. 优化非小细胞肺癌同步放化疗方案

局部晚期非小细胞肺癌（LA-NSCLC）占全部NSCLC的1/4，同步放化疗是无法接受手术的LA-NSCLC患者所采用的标准治疗，国际上对同步放化疗的最佳方案尚未得出定论。中国医学科学院肿瘤医院开展了中国非小细胞肺癌（NSCLC）依托泊苷/顺铂的EP方案对比小剂量卡铂/紫杉醇的PC周疗方案分别联合放疗的首个全国多中心、随机对照、Ⅲ期临床研究，这是全球首个头对头比较研究。结果显示EP方案在总生存率、毒副作用和卫生经济学方面明显优于PC方案。这项工作在世界范围内为NSCLC同步放化疗标准化提供了疾病生存率、肺部毒副作用、社会经济效益价值等重要的循证医学证据。对于中国医疗卫生资源紧张和医疗费用快速增长的现状来说，EP方案可能为晚期肺癌治疗提供经济有效途径。相关结论与方案被《中国临床肿瘤学会CSCO原发性肺癌诊疗指南2017版》更新版引用。相关研究成果发表于欧洲肿瘤内科学会（ESMO）官方杂志 *Annals of Oncology*②。

---

① ZHONG W Z, WANG Q, MAO W M, et al. Gefitinib versus vinorelbine plus cisplatin as adjuvant treatment for stage Ⅱ-ⅢA (N1-N2) EGFR-mutant NSCLC (ADJUVANT/CTONG1104): a randomised, open-label, phase 3 study[J]. Lancet oncology, 2018, 19(1): 139-148.

② LIANG J, BI N, WU S, et al. Etoposide and cisplatin versus paclitaxel and carboplatin with concurrent thoracic radiotherapy in unresectable stage Ⅲ non-small cell lung cancer: a multicenter randomized phase Ⅲ trial[J]. Annals of oncology, 2017, 28(4): 777-783.

6. 中国抗脑胶质瘤药物获美国“孤儿药”资格认定

南开大学药学院、药物化学生物学国家重点实验室历时 8 年攻关的编号为 ACT001 的抗脑胶质瘤药物，获得美国 FDA 罕见病药物（孤儿药）的资格认定，成为中国少数几个获得该资格认定的药品之一。FDA 对“孤儿药”的认定，意味着该药物在美国将享受评审、临床试验、市场投入等环节的特殊支持。治疗脑胶质瘤最大的困难是药物难以透过血脑屏障进入脑部，ACT001 在脑部的浓度是血液中浓度的 1.8 倍，而此前治疗脑胶质瘤最好的药物——替莫唑胺，在脑部浓度也仅为血液中浓度的 40%。ACT001 在澳大利亚的 I 期临床试验中，治疗效果好于目前世界治疗脑胶质瘤最好的药物——替莫唑胺。ACT001 已获得了中国的临床批文，以天津市肿瘤医院为主要研究单位的药物临床试验即将在国内启动。

7. 完成中国首个心血管抗体药物 PCSK9 抑制剂的大规模多中心随机对照临床试验

中国医学科学院阜外医院牵头国内 49 家协作中心，参与 FOURIER 研究对单克隆抗体药物 PCSK9 抑制剂 Evolocumab 的Ⅲ期临床评价。FOURIER 研究是一项随机、双盲、设安慰剂对照组的临床试验，在 49 个国家入选 27 564 例 40 ～ 85 岁高危心血管病患者，其中 1021 例来自中国。研究通过平均 26 个月的随访，发现相比于安慰剂组，Evolocumab 组的低密度脂蛋白胆固醇降幅为 59%，中位数达到 30 mg/dL，不仅可显著改善预后，且安全性良好。相关研究成果在 2017 年美国心脏病学会年会上发布，并发表于 *NEJM* [①]。中国目前有超过一千万高危心血管病患者需要长期调脂治疗，而同样是来自该团队的一项国际大规模多中心临床试验发现中国患者对常用调脂药物辛伐他汀的耐受性明显低于西方患者，肌病严重不良反应的风险高 2 ～ 9 倍。因此，FOURIER 研究结果对中国心血管病诊疗具有突出的临床指导意义——无论是原研还是仿制 PCSK9 抑制剂类药物倘若价格能在合理范围内，无疑将使更多患者受益，为控制中国心血管疾病负担发挥重要作用。

8. 噻托溴铵治疗早期慢阻肺完成Ⅲ期临床研究

由广州医科大学附属第一医院、广州呼吸健康研究院牵头，勃林格殷格翰、润东医药研发（上海）有限公司参与的国际首个大型噻托溴铵治疗早期慢阻肺（Tie-

① SABATINE M S, GIUGLIANO R P, KEECH A C, et al. Evolocumab and clinical outcomes in patients with cardiovascular disease[J]. The new England journal of medicine, 2017(376): 1713-1722.

COPD）Ⅲ期临床研究已完成。研究针对早期没有症状或仅有轻微症状的慢阻肺患者进行用药干预的研究，选择目前慢阻肺治疗的主流治疗药物长效支气管舒张剂——噻托溴铵作为研究药物，安慰剂作为对照组，观察了治疗 2 年期间患者肺功能的变化，以及生活质量、急性加重、安全性等。Tie-COPD 研究共招募了 841 例Ⅰ～Ⅱ期慢阻肺受试者，共计 585 例受试者完成了 2 年的随访。这是国际上首次对无症状（或极少症状）的早期慢阻肺患者进行前瞻性的干预研究，为慢阻肺的早诊早治提供了新策略，即使是对无症状的慢阻肺患者也能获得较为显著的肺功能改善，延缓肺功能下降，提高生活质量，为今后慢阻肺的早期治疗提供了高质量的循证医学证据。相关研究结果发表于 *NEJM*①。

9. 首个适用于治疗继发于病理性近视的生物制品药物康柏西普眼用注射液获批

康柏西普眼用注射液成为国内首个适用于治疗继发于病理性近视的脉络膜新生血管引起的视力损伤的生物制品药物。康柏西普眼用注射液是新一代抗 VEGF 融合蛋白，能特异抑制血管新生，已于 2013 年 11 月 27 日获得 CFDA 批准在中国用于治疗湿性年龄相关性黄斑变性，并于 2017 年获批新增适应证“继发于病理性近视（PM）的脉络膜新生血管（pmCNV）引起的视力下降”。由于城市化进程加快，用眼过度现象普遍存在，病理性近视引起的视力损伤并导致失明的患者数呈上升趋势，该药品批准上市对有效提高此类病症患者的临床用药普及性具有积极意义。

10. 揭示早期结外鼻型 NK/T 细胞淋巴瘤局部区域控制与远期生存的关系

放射治疗是最有效的局部控制手段，但随着全身治疗的发展，局部区域控制率（LRC）的提高能否改善无进展生存（PFS）和总生存（OS），化疗后能否降低放疗剂量已经成为重要的讨论问题。中国医学科学院肿瘤医院针对上述问题开展了多中心研究，全国 10 家肿瘤中心共纳入 1332 例早期结外鼻型 NK/T 细胞淋巴瘤。研究首次系统地证明 50 Gy 为最佳放疗剂量。高剂量放疗提高局控的规律与放化疗顺序和初始化疗疗效无关。局控率的提高和生存获益的线性相关性还得到了 31 项研究共 3438 例患者的外部验证。相关成果发表于 *JAMA Oncology*②。

---

① ZHOU Y, ZHONG N, LI X C, et al. Tiotropium in early-stage chronic obstructive pulmonary disease[J]. The new England journal of medicine, 2017, 377(10): 923-935.

② YANG Y, CAO J Z, LAN S M, et al. Association of improved locoregional control with prolonged survival in early-stage extranodal nasal-type natural killer/T-cell lymphoma[J]. JAMA oncology, 2017, 3(1): 83-91.

11. 中国自主知识产权的第二代介入瓣膜获批上市

由华西医院心脏外科 TAVI 团队作为组长单位完成的、采用中国自主知识产权的第二代介入瓣膜（J-Valve），治疗高龄高危主动脉瓣膜疾病的临床研究通过原国家食品药品监督管理总局审查。该款瓣膜获得临床上市批准文号，成为国内第一款上市的经心尖途径微创介入瓣膜。J-Valve 是一款由中国设计的，具有独特程序性释放定位键功能的经心尖途径微创介入瓣膜。它能用于主动脉脉瓣膜狭窄患者及主动脉瓣膜关闭不全患者的治疗，是全球唯一一款能够同时治疗两种疾病的 TAVI 瓣膜产品。有关技术已经输出至欧美发达国家，进一步提升了中国在微创瓣膜领域的影响力。

12. 完成全球首例“干瓣”植入术

2017 年 10 月 30 日，华西医院心脏内科主动脉瓣膜置换术（TAVI）团队发布全球首例经导管主动脉瓣“干瓣”植入术人体试验结果。与传统自展瓣不同，“干瓣”是进行了“预装载”处理的，即在制造和装配的生产环节就已经完成了输送系统的装载，从而实现了瓣膜手术的“即取即用”。2016 年 10 月 27 日，华西医院心内科 TAVR 团队陈茂、冯沅受邀于阿根廷连特斯医院，成功完成全球首例主动脉瓣“干瓣”植入术人体试验。受试患者为 82 岁女性，经超声、CT 等检查确诊为重度主动脉瓣狭窄。术中经股动脉植入 29 mm 的 Venibri 瓣膜。术后即刻超声提示主动脉瓣平均跨瓣压差 4 mmHg，无瓣周反流，瓣膜位置良好。术后 6 个月随访 NYHA 心功能 I 级，期间患者未发生任何不良事件。本例“干瓣”植入，从拆除产品包装到成功植入瓣膜并退出输送系统，用时仅 15 分钟。这一技术减少了患者术中等待时间，对于危重的急诊患者或出现血流动力学崩溃的患者而言，能够更加及时地解除主动脉瓣狭窄，缓解症状，挽救生命。相关研究成果发表于 *European Heart Journal*[①]。

13. 完成世界首例“软式内镜操控机器人”人体临床操作

解放军总医院消化内科成功完成了“软式内镜操控机器人”世界首例人体胃镜操作，镜下消化道结构、图像清晰，操作流程顺利，机器人操作满意度高。软式内镜操控机器人系统与临床已有的软式内镜配套使用，由专业人员操作机器人控制终端，控制机器人操作内镜，自动化程度高，基本避免了医生的体力操作，为高质量的标准化

---

① FENG Y, ZHAO Z, BACCARO J, et al. First-in-man implantation of a pre-packaged self-expandable dry-tissue transcatheter aortic valve[J]. European heart journal, 2018, 39(8): 713.

操作奠定了基础。长期以来，中国的内镜设备一直依靠进口和模仿，而中国具有该机器人系统原创知识产权，其成功研发是中国内镜发展历史的一个重要里程碑。

14. 3D 打印种植牙技术进入临床试验

为突破国内牙种植体技术，北京大学口腔医院开展口腔义齿修复技术和产品的研发，利用增材制造等新兴技术改变牙种植体的制造，开发了一种兼具闭口式个别托盘、颌托与试戴义齿三重功能的 3D 打印全口诊断义齿。基于 CAD&3D 打印技术临床医生能够实现上下牙列准确咬合配对，将传统义齿制作工艺步骤进行简化，大幅减少全口义齿患者的临床诊疗次数；完成了基于数据挖掘的全口义齿“专家设计模板智能匹配”式 CAD 软件的开发，建立完成“功能易适数字全口义齿”国际原创技术系统，在全口义齿数字化技术领域达到国际领先水平。相关研究成果已申请国际 PCT 发明专利“功能易适数字全口义齿的制作方法和设备”，国际检索报告显示：发明的操作难度降低使医疗方乐于接受；就诊次数减少且义齿功能更易适合使患者方乐于接受；全部数字装备自主研发、成本可控且相关 3D 打印制品为 I 类医疗器械，市场和医疗企业乐于接受。2017 年 9 月，该中心牵头研发的“增材制造个性化牙种植体与颌面骨、颞下颌关节修复体”完成动物阶段试验且试验动物状态良好；12 月完成两例无牙颌全口义齿的修复，达到了预期的临床效果，已进入医疗机构的临床试验阶段。

15. 研制出全球首台自主式种植牙手术机器人

由于口腔空间狭小，部分区域难以直接观测，医生操作差异较大，牙种植手术容易因人为误差造成位置偏差，进而影响治疗效果和康复情况。全球口腔医生和临床研究人员都追求和研发更为精准的治疗技术。第四军医大学口腔医院成功研发出全球首台自主式种植牙手术机器人，首创了机械式空间融合定位方法，提高了手术精度；在非直视条件下自主实施精细的手术；与 3D 打印技术结合，实现植入后的即刻义齿修复。2017 年 9 月，手术机器人样机成功开发，并完成首例缺牙种植即刻修复手术。截至 2017 年年底，已开展自主式种植牙手术机器人的临床试验，手术精度达 0.2 ~ 0.3 mm。与传统手术方法相比，种植牙机器人具有精准、高效、微创、安全等优点。这项研究是中国自主研发高端医疗装备的尝试，研究团队将以转化应用为目标，改进手术机器人技术，完善相关功能，推动中国口腔医学整体水平的提升。

16. 国产首台一体化正电子发射 – 磁共振成像设备成功进入临床试验

联影医疗科技有限公司研发的一体化 PET/MRI 产品，使用了新型闪烁晶体和联影自主研发的 3T 磁体，重点突破了 PET 和 MRI 两种模态在同一孔径中同步成像的电磁兼容性、图像重建及整机一体化实时控制等集成技术难点，彻底解决了 PET 探测器在 MRI 成像系统中强磁场复杂电磁环境下的兼容性关键技术，能够实现两种模态完全同时成像。联影医疗还创新性地研发了高灵敏度荧光数据采集系统，并能够自主生产达到国际领先水平的高分辨率 PET 探测器等核心部件。2017 年 5 月，联影 PET/MRI 已经通过了上海医疗器械检测所等第三方检测机构的性能评估，检测结果显示联影 PET/MRI 多项性能达到国际领先水平，实现了国际最长的 32 cm PET 成像轴向视野及国际最高的 1.4 mm 的空间分辨率，并且拥有小于 500 ps 时间分辨率和飞行时间成像功能。2017 年 11 月，中国首台国产一体化 PET/MRI 设备进驻上海复旦大学附属中山医院进行临床试验，已经能够对患者完成全身扫描，并同步优化高级应用算法，验证对应功能可靠性。以上海联影医疗为主的研究团队成功开发了中国首台具有自主知识产权的国产一体化 PET/MRI，使其成为全球第 3 个能够生产此类设备的企业。该产品的研制是提高中国在高端影像设备领域的自主创新能力、打破医疗器械跨国厂商对 PET/MRI 垄断的重要突破口。

17. 具有表面改性的左心耳封堵器获得医疗器械注册证

在国家重点研发计划“生物医用材料研发与组织器官修复替代”重点专项“生物材料表界面及表面改性研究”项目的支持下，复旦大学研发了材料表面改性技术，并尝试在医疗器械方面予以实际运用。项目组充分发挥了在表面改性技术方面的优势，研发了具有表面改性的左心耳封堵器，其特征主要有两点：①独到的总体设计增加了介入治疗的可靠性；②纳米表面改性改善了细胞与材料相互作用。该产品于 2017 年获得了中华人民共和国医疗器械注册证，编号：国械标准 20173770881。介入治疗方式植入的封堵器属于高难度医疗器械，中国有部分儿童患有先天性心脏病，其中的病因之一是心房或者心室等处的间隔处出现不完全封闭的情况，因此需要植入封堵器。成人当中也需要使用封堵器。成人，尤其是老人非瓣膜性房颤导致左心耳不能正常收缩，局部形成血栓，主动封堵可以预防心肌梗死和中风。五类封堵器中，左心耳封堵器（LAA）市场潜力最大、难度最大，据美国专业市场调查公司 BioMedGPS 预测，左心耳封堵器（LAA）全球市场规模将达到每年 50 亿美元。

18. 高敏感性、高特异性胃癌早期预警试剂盒得到推广验证

第四军医大学西京医院针对癌前病变和胃癌的高灵敏诊断价值体系开展深入研究，研发 MG7 免疫组化试剂盒、RNF180/Septin 9（RS9）试剂盒等产品。经过 760 例胃癌患者和对照患者进行的 MG7、RS9 血浆检测，发现其联合诊断敏感性为 76.7%，特异性为 90.7%，是迄今为止胃癌血清学早诊方面敏感性特异性最高的胃癌标志物组合。MG7 免疫组化试剂盒在全国 39 家医院得到推广应用，而基于 MG7 筛选胃癌癌前病变高危患者的前瞻性研究已招募 5100 余人。血清检测试剂盒已经在中心 7 家医院开展多中心验证，目前已经完成 1200 例中的 872 例入选。

19. 成功研发肝癌靶向检测试剂

目前，临床医学把异常凝血酶原和甲胎蛋白异质体检测列为肝癌检测极其重要的指标。解放军第 302 医院等单位历时多年，成功研发了异常凝血酶原的单克隆抗体，并且研制了国内首个自主知识产权的异常凝血酶原全自动化学发光检测试剂，甲胎蛋白异质体也实现了全自动检测。异常凝血酶原全自动化学发光检测试剂已于 2017 年 7 月获得国家食品药品监督管理总局批准上市，相关产品有望显著降低中国肝癌早期诊断成本，提高肝癌早期诊断率。

20. 成功研制国内首个血清乙型肝炎病毒前基因组荧光定量检测试剂

HBV 感染是中国当前危害人民健康的重大公共卫生问题。在艾滋病和病毒性肝炎等重大传染病防治科技重大专项的支持下，由北京大学基础医学院和北京热景生物技术股份有限公司联合研制的国内首个血清乙型肝炎病毒前基因组 RNA（pgRNA）荧光定量（TaqMan 探针法）检测试剂研制成功，获得产品注册检验报告。这意味着，乙肝病毒前基因组 RNA 作为乙肝抗病毒治疗监测新靶点，进入临床试验阶段，未来可使约 20% 长期接受核苷（酸）类药物抗病毒治疗的慢乙肝患者安全停药。血清乙型肝炎病毒前基因组 RNA（pgRNA）荧光定量（TaqMan 探针法）检测试剂具有较高的检测灵敏度、特异度和稳定性。有研究表明，血清乙肝病毒 RNA 检测能够在一定程度上取代乙肝病毒共价闭合环状 DNA 检测，以血清乙肝病毒 RNA 持续消失作为一种新的“准临床治愈”标准，是对现有慢乙肝功能性临床“治愈”概念进行了修订和补充。目前，欧洲肝病学会最新版《慢性乙型肝炎管理指南》（EASL Clinical Practice Guidelines: Management of Chronic Hepatitis B Virus Infection）将血

清 HBV RNA 列为新型血清学标志物；美国肝病学会的专家共识声明也指出，血清 HBV RNA 具有成为反映肝细胞内 cccDNA 活性的血清学标志物的潜力。

21. 中国首个帕金森病嗅觉诊断产品“金帕默”上市

2017 年 9 月 8 日，首都医科大学宣武医院和江苏金森海默生物技术有限公司联合研发的“金帕默”帕金森病嗅觉障碍辅助诊断卡宣布上市，成为中国首个上市的具备自主知识产权的嗅觉诊断产品，填补了帕金森病嗅觉障碍辅助诊断领域的空白，对于帕金森病的早期诊断和早期预警具有重要意义。该产品基于活性分子固态锁定（ASML）的新技术平台，为科技部 863 项目成果，已申请国家发明专利和多项实用新型专利，并获得国家药品监督管理局批准上市，具有稳定性和可靠性好、产品有效期长、固态产品易于携带、测试简便适合人群筛查和自测等优点。与国际常用的 B-SIT 嗅觉检测方法相比，两种产品特异性接近，而“金帕默”的敏感性等优于 B-SIT。“金帕默”产品将首先用于帕金森病的辅助诊断，逐步应用于老年神经系统疾病筛查等更多领域。

22. 高低温复式肿瘤微创治疗设备获批上市

由中国科学院理化技术研究所与海杰亚（北京）医疗器械有限公司联合研制的世界首台具有高低温消融治疗功能的复式肿瘤微创治疗系统——“低温冷冻手术系统”获批上市，成功将复合型肿瘤微创消融治疗装备推向临床应用。该设备已获得国家食品药品监督管理总局颁发的Ⅲ类有源医疗器械注册证。中国科学院理化技术研究所刘静团队在国内外首次提出和实现了深低温冷冻和高强度加热的复合式治疗模式和技术解决方案，治疗系统最低温度可达 −196 ℃，最高温度可达 80 ℃以上。该方案采用价廉易得的液氮作为工作介质，大幅降低微创低温冷冻手术产品的使用成本和门槛，可以应用到县级医院，普惠广大基层肿瘤患者。

23. 研制成功新一代“抗感染人工韧带”

肌肉、韧带、骨头是保证人进行运动的最基本的 3 种组织，任何一种的缺失都会影响人的正常运动。目前，韧带的手术修补多采用自体或异体韧带进行，存在着可取组织有限、强度不足等问题。这些都需要依靠人工韧带才可能解决。复旦大学附属华山医院陈世益团队，结合手术技术改进、材料升级等一系列革新，研制成功“抗感染人工韧带”。其“抗感染”功能主要是针对临床随访中发现的术后容易出现滑膜炎等感染的现象而研制的。一方面，通过羟基磷灰石和丝蛋白诱导骨头和成纤维细胞生长，形成封闭腔，阻隔韧带与关节液交流，从而避免炎症的发生；另一方面，在人工韧带表面覆盖纳米银涂层，这样即使有细菌感染，不断释放的银离子也会杀菌消炎。

24. 成功构建仿生双相 CAN-PAC 水凝胶，有望为软骨缺损治疗提供新解决方案

基于仿生支架的软骨组织工程已成为软骨缺陷修复方面新的研究领域。华西口腔医学院研究团队通过热反应快速交联方法，利用两层支架的混合液比重具有差异性的特点制备了一种用于软骨缺损（OCD）再生的仿生双相 CAN-PAC 水凝胶。上下水凝胶的孔径分别为 187.4μm 和 112.6μm，模量分别为 0.065 MPa 和 0.261MPa。研究显示，这种双层水凝胶的模拟组成、模拟结构和模拟刚度的特征，为维持细胞附着和活力提供了微环境，再生组织出现了新的半透明软骨和软骨下骨修复，表明水凝胶可以增强软骨缺损的修复。这种水凝胶设计思路巧妙，制备方法简单，是软骨组织工程领域的一种创新和突破，或将有望为目前临床的软骨缺损治疗提供一种更好的解决方案。相关研究成果发表于 *Bone Research*①。

四、临床标准规范与推广

2017 年，中国在制定具有国际影响的临床标准规范指南方面取得了一定进展，提出肝纤维化预后动态变化病理“北京标准”、牵头制定中药复方临床试验报告的统一标准、发布首个国际中医药专病指南、参与国际标准化组织首个中药材术语标准等。但总体上看，目前中国牵头制定的国际性疾病诊治规范标准不多。同时，在加快疾病协同研究和适宜性技术防治平台的推广与普及方面，也做了一定代表性工作，建立了具有示范性的疾病诊疗管理与研究平台，取得了较大的社会效益和经济效益。

1. 基于中国最大急性肾损伤队列建立儿童 AKI 诊断新标准

南方医科大学南方医院针对中国 AKI 诊断率低、发病风险不明、缺乏随访等问题，开展了中国 AKI 流行病学研究（EACH 研究）。该研究是中国规模最大的

① LIAO J, TIAN T,SHI S R, et al. The fabrication of biomimetic biphasic CAN-PAC hydrogel with a seamless interfacial layer applied in osteochondral defect repair[J]. Bone research, 2017(18): 1-15.

AKI 队列研究，包括 29 家三甲医院的 304 余万成人和儿童住院患者。EACH 研究通过分析电子住院数据库和检验数据库的患者信息，完成多项重要研究：揭示了中国成人（EACH-1）和儿童（EACH-2）住院患者 AKI 的患病率、危险因素、院内预后和医疗费用，证实成人住院患者中 AKI 的发病率为 11.6%，儿童住院患者为 19.6%；创建了根据肌酐变化参考值（RCV）诊断儿童 AKI 的新标准（pROCK），克服了现有 AKI 诊断标准（KDIGO 和 pRIFLE）因忽略儿童血清肌酐值偏低所导致的诊断误差；证实不适当用药是导致中国 AKI 的重要危险因素，中国 40% 的成人 AKI 可能与肾毒性药物相关，首次证实预防性服用质子泵抑制剂是住院儿童 AKI 的重要危险因素；发现腹泻和感染是中国社区获得 AKI 的主要危险因素，提示加强社区医疗机构对 AKI 的认识、积极处理危险因素有助于降低 AKI 发病风险。研究团队完成了《重大疾病防治咨询报告——中国 AKI 的防治策略》，为制定相关政策提供了科学依据。

2. 开展中国最大规模的基层医疗卫生体系横断面调查

中国医学科学院阜外医院开展“基层医疗服务能力及质量的综合评价项目”。研究深入 31 个省城乡地区的 3602 家各类基层医疗卫生机构，收集了人员、财务、设备等 10 类原始资料，并完成了对 2 万余名医务人员和超过 5 万位社区居民的问卷调查，此外还系统查阅了近十年来相关的政府报告和统计年鉴，以及超过 9700 篇国内外既往研究文献。分析结果定量揭示了中国基层医疗卫生机构在人力资源、财政补助、医保政策、信息技术等方面面临的严峻挑战，特别是通过药物存储记录和门诊处方等分析指出 8% 的基层医疗卫生机构没有任何降压药物，而指南推荐的低价降压药物使用比例仅为 11%。相关研究成果发表于 *The Lancet*[①]。该研究确定了基层疾病防控主要短板及其原因，推动了国家基本公共卫生服务项目基层高血压管理办公室的建立，为探索并评价易执行、可持续和低花费的疾病管理模式，以及疾病防控相关政策制定提供了科学支撑。

① SU M, ZHANG Q, BAI X, et al. Availability, cost, and prescription patterns of antihypertensive medications in primary health care in China: a nationwide cross-sectional survey[J]. The lancet, 2017, 390(10112): 2559-2568.

3. 实施全国性社区心血管病风险筛查与干预队列研究，揭示高血压管理现状与挑战

中国医学科学院阜外医院在全国 31 个省开展了迄今规模最大的人群心血管病风险筛查与干预——“心血管病高危人群早期筛查与综合干预项目”，采用统一方案、统一培训、统一设备、统一质控，累计纳入 35 ～ 75 岁城乡社区居民超过 170 万人，揭示年龄性别调整后高血压检出率为 37%，检出的高血压患者中知晓率、治疗率和控制率分别为 36%、23% 和 6%。其中教育水平低、收入少、年龄轻，以及男性患者的血压管理情况更差，而西部地区和农村地区问题尤为突出。相关研究成果发表于 *The Lancet*①。该研究揭示出了中国高血压防控面临的挑战，阐明了其中亟待改善的关键环节，为推进中国高血压管理提质增效提供了科学的数据支撑。基于该研究的超大规模前瞻性人群队列和生物银行，团队建立了心血管病整体防控亟须的大规模人群流行数据库，为掌握心血管疾病及其危险因素的分布特征和发展趋势，以及开展心血管病相关生物、环境、行为等方面的病因分析奠定了基础。

4. 首次明确内镜筛检食管癌临床功效、卫生经济学价值及最优筛检策略

北京大学肿瘤医院的“评价内镜筛检食管癌效果及卫生经济学价值的人群随机对照试验—ESECC 研究”的设计及基线结果在消化领域期刊 *Gut*② 上发表了。食管癌是中国特色高发肿瘤，全球近一半新发病例在中国。学界普遍认为，在高危人群中开展碘染内镜早期筛检是食管癌防控的重要手段。只有开展大规模人群随机对照试验才能为内镜早筛食管癌的功效及卫生经济学价值提供最高等级的循证医学证据。2012 年 1 月，柯杨科研团队启动了国际范围内首个评价内镜筛检食管癌效果与卫生经济学价值的人群随机对照试验“ESECC 研究”。对筛检组 1.5 万例内镜筛查结果分析显示，45 ～ 69 岁人群上消化道肿瘤及食管癌截缩流行率分别高达 902/10 万及 744/10 万，食管病变早诊率 69.9%。人群中食管高级别病变主要危险因素包括高年

① LU J, LU Y, WANG X, et al. Prevalence, awareness, treatment, and control of hypertension in China: data from 1.7 million adults in a population-based screening study (China PEACE Million Persons Project)[J]. The lancet, 2017, 6736(17): 32478-32479.

② HE Z, LIU Z, LIU M, et al. Efficacy of endoscopic screening for esophageal cancer in China (ESECC): design and preliminary results of a population-based randomised controlled trial[J]. Gut, published online first: 06 January 2018.

龄、食管癌家族史、低 BMI、食用剩饭菜及进食速度过快等。ESECC 研究的成功开展将首次明确内镜筛检食管癌临床功效、卫生经济学价值及最优筛检策略，最终为中国食管癌的人群早诊早治工作提供最高等级科学证据。

5. 国内首个中国儿童遗传性肾脏疾病数据库上线

随着基因诊断技术在儿童遗传性疾病诊断中的应用，越来越多的患儿获得了早期精准诊断及有效干预；然而，目前国内大部分儿科及儿童肾脏病工作者还缺乏分子水平检测和对疑难罕见肾病从表型到基因型的全面科学认识，从而给患儿的诊疗带来困难。复旦大学附属儿科医院和上海市医学会医学遗传学专业委员会主委牵头共建，联合首都医科大学附属北京儿童医院等全国多家儿童医院共同设计开发的“中国儿童遗传性肾脏疾病数据库”网站正式上线。作为国内首个儿童遗传性肾病疾病数据库，该网站将为临床医生准确判断患儿病情，实现儿童遗传性肾病精准诊断提供大数据支持，同时也将推动不同疾病的表型谱和基因突变谱、探索新的致病基因和精准治疗方案。

6. 提出消除吸烟成瘾记忆新模式

成瘾等精神疾病难以根治的根本原因在于患者脑内存在强烈而持久的病理性记忆，抹除病理性记忆是治疗的关键。药物成瘾记忆是由具有奖赏效应的成瘾性药物（如尼古丁等）与相关环境线索之间反复关联所形成的一种病理性情感记忆。尼古丁成瘾者暴露于尼古丁或尼古丁相关的条件性刺激时，尼古丁相关成瘾记忆再次被激活，从而诱发复吸行为。北京大学第六医院首次提出了消除病理性记忆，治疗精神疾病的“非条件性刺激唤起联合普萘洛尔”新模式。新治疗模式能够有效抹除尼古丁成瘾记忆，降低吸烟者心理渴求及复吸的风险。在利用小剂量的尼古丁唤起吸烟成瘾记忆后，系统给予临床用药——肾上腺素受体阻滞剂普萘洛尔，可以破坏吸烟者的成瘾记忆并显著降低心理渴求。相关研究成果发表于 *JAMA Psychiatry*[①] 和 *Biological Psychiatry*[②]。*JAMA Psychiatry* 发专评，认为该研究是向治疗吸烟成瘾及其

① XUE Y X, DENG J H, CHEN Y Y, et al. Effect of selective inhibition of reactivated nicotine-associated memories with propranolol on nicotine craving[J]. JAMA psychiatry, 2017, 74(3): 224-232.

② XUE Y X, CHEN Y Y, ZHANG L B, et al. Selective inhibition of amygdala neuronal ensembles encoding nicotine-associated memories inhibits nicotine preference and relapse[J]. Biological psychiatry, 2017, 82(11): 781-793.

他的物质成瘾迈出的标志性一步；并被 Faculty of 1000 推荐，认为该模式将成为成瘾治疗临床转化的最大契机之一，具有重要的临床应用价值。

7. 提出肝纤维化预后动态变化病理评价新标准

肝穿刺活检被认为是评估纤维化逆转的“金标准”，但这一标准更适用于评估纤维化程度，而非纤维化的动态变化。首都医科大学附属北京友谊医院提出了评估肝纤维化 / 肝硬化逆转的病理新分类，即 P–I–R 分类——根据不同纤维间隔类型所占的比例不同，将肝纤维化分为进展为主型（Predominantly Progressive）、逆转为主型（Predominantly Regressive）和不确定型（Indeterminate）。该临床中心结合新分类体系提出了反映肝纤维化动态变化的病理评价——“北京标准”。“北京标准”包含炎症活动度、肝纤维化分期和 P–I–R 三部分。相关研究结果发表于 *Hepatology*①。同行评议认为：P–I–R 评分系统为肝纤维化的病理评估提供了更多的组织学信息，是传统肝纤维化分期分级系统的有益补充。

8. 双联抗血小板治疗研究成果被欧洲指南引用

中国人民解放军沈阳军区总医院针对中国冠心病患者抗栓治疗过程中的缺血和出血风险评价模型、抗栓疗效和安全性评价标准、特殊风险人群优化抗栓方案及动态风险评价指导的个体化抗栓等内容开展研究，陆续开展了 2 万人大队列及 6 项随机对照研究。其中，关于新一代药物洗脱支架术后双联抗血小板（DAPT）疗程的研究成果被欧洲心脏病协会（ESC）在 2017 年 8 月发布的《2017 年欧洲冠心病双联抗血小板治疗指南》（2017 ESC Focused Update on Dual Antiplatelet Therapy in Coronary Artery Disease Developed in Collaboration with EACTS）中引用，为国际指南提供了中国证据。

9. 牵头制定中药复方临床试验报告的统一标准

开展国际合作制定中药复方随机对照临床试验报告的统一标准，提升报告质量。中药复方是中医临床治疗的最主要形式，但临床试验报告的国际统一标准（CONSORT 声明）及其草药和针刺的扩展版，均未能有效提升中药复方随机对照临床试验报告的质量。由香港浸会大学中医药学院、四川大学华西医院、北京中医药

---

① SUN Y M, ZHOU J L, WANG L, et al. New classification of liver biopsy assessment for fibrosis in chronic hepatitis B patients before and after treatment[J]. Hepatology, 2017(5): 1438-1450.

大学东直门医院等牵头，联合英国、加拿大的方法学专家成立核心工作组，草拟并发表了该标准的初稿。经征求意见及修订后，制定了《中药复方随机对照临床试验报告的统一标准》(CONSORT CHM Formulas)。该标准在 CONSORT 2010 声明的基础上，加入中医证候和针对中药复方特点的条目内容，新增了 1 项子条目“关键词”，便于中药复方随机对照临床试验报告的索引及文献检索；对其中 7 项条目的内容进行扩展，包括文题和摘要、背景和目的、受试者、干预措施、结局指标、可推广性和解释；另外，针 对中药复方的危害说明进行了修改，同时提供了报告实例和详尽的解释。相关研究成果发表在 *Annals of Internal Medicine*，这是该杂志自 1927 年创刊以来，首次以中英文、简繁体同时发表一个研究类文章，为中医药走向世界搭建了桥梁。CONSORT CHM Formulas 的制定发表将极大地提升中药复方随机对照临床试验的报告质量，促进中医药临床研究水平的整体提升。

10. 中国专家主导的国际标准化组织首个中药材术语标准发布

2017 年 7 月，《IOS 18662-1:2017 中医药－术语－第一部分 中药材术语》国际标准正式出版发布，这是国际标准化组织中医药标准化技术委员会（ISO/TC 249）出版的首个国际术语标准，为国际范围内规范和统一中药名词术语提供了重要依据，为其他相关中医药国际标准提供了强有力的技术支撑，将有利于消除中医药国际贸易壁垒，促进中药材的国际贸易。《中药材术语》的发布是 ISO/TC 249 在中医药国际标准化基础类领域中的一个标志性成果。本国际标准中除采用 ISO 官方语言——英文外，还保留了拼音、繁简汉字、拉丁文名称，极大地扩展了标准的适用性。国际标准化组织中医药技术委员会秘书处办公室设于上海中医药大学附属曙光医院，目前已发布中医药国际标准 31 项。

11. 发布《原发性肝癌诊疗规范（2017 版）》

原发性肝癌是目前中国第四位的常见恶性肿瘤及第三位的肿瘤致死病因，严重威胁中国人民的生命和健康。原国家卫生计生委办公厅发布的《原发性肝癌诊疗规范（2017 版）》在 2011 年版的基础上，首次引入了循证医学证据等级，规范了肝癌病理取材方法，引入了微血管侵犯的概念作为病理常规报告项目，通过实体瘤疗效评价标准修订版（mRECIST）评价抗肿瘤治疗疗效，并根据中国实际情况，提出了中国的肝癌临床分期和治疗路径。

12. 世界中医药学会联合会发布首个国际中医药专病指南

世界中医药学会联合会（简称“世界中联”）发布第一部国际中医药临床诊疗指南——《国际中医药糖尿病诊疗指南》。该指南在长期临床与科研重要成果基础上，形成中国行业标准，在此基础上联合多国专家，经过严格的国际组织标准制定程序，研制而成。它的发布具有重要的示范和引领作用。今后，世界中联将密切追踪海内外中医药标准化需求，特别是临床需求，逐步制定一批、转化一批国际中医药临床诊疗指南，为世界中医药工作者提供技术支持，为中医药走向世界做出贡献。世界中联是国际标准化组织（ISO）的A级联络组织，并与世界卫生组织（WHO）建立了正式官方关系。目前世界中联已发布国际组织标准24部，其中中医药术语9部，包括中英、中法、中西、中葡、中德、中意、中俄、中匈、中泰对照国际标准，涉及10个语种，已被全球90多个国家采用。

13. 建立及完善妊娠期糖尿病诊疗管理与研究平台

北京大学第一医院牵头完善了妊娠期糖尿病诊疗管理与研究平台，成立全国妊娠合并糖尿病（GDM）协作组，在16个地区45家医疗中心开展GDM规范化的管理，建立了45家GDM规范化诊疗与培训中心及科研合作平台。此外，该机构进一步以北京为核心向全国扩展子痫前期、胎儿发育异常等围产医学重大研究，建立妊娠重大疾病临床数据库和样本库。目前，妊娠合并代谢综合征综合管理模式在广州、贵州、深圳、无锡、南京、哈尔滨等省市多家医院进行推广，完成了5000余名专科医生的培训工作，培训医护人员19 745名，提高了孕期妇女血糖筛查率，以及早发现孕期血糖异常并对患者进行早期干预，极大降低了妊娠期糖尿病及相关并发症，如子痫等疾病的发生，有效降低了围产儿不良并发症的发生。

14. 全球首个眼病双向协作诊治人工智能平台成功创建

先天性白内障是儿童常见的致盲眼病，如何有效筛查和防治，一直是全球性的医疗难题。中山大学中山眼科中心联合西安电子科技大学，利用全球最大的先天性白内障数据库和最先进的深度学习算法，建立了全球首个“先天性白内障人工智能平台CC-Cruiser”。该人工智能平台，模拟人脑，嵌入到云平台后，对大量的先天性白内障图片进行在线分析和深度学习，即可获得专家级的诊断、风险评估和治疗方案。基于这个人工智能云平台，研究团队开启了全球首个眼病人工智能门诊，被IEEE Spectrum

评选为“过去 20 个月，影响全球医学界的十一大 AI 事件”。目前，CC-Cruiser 经全国 14 家人工智能机器人门诊的首批验证，在临床应用中已达资深眼科专家的水平。在相关政策和项目的支持下，CC-Cruiser 眼病智能平台将继续与更多的基层医院对接，有望缓解眼病就诊难问题，使患者“仅需基层看病，即可享受专家级诊疗”，极大地助力了中国医疗改革。相关成果发表于 *Nature Biomedical Engineering*①。

15. 初步建立中国宫颈癌早期预警模型

为有效监控中国宫颈癌（HPV）流行趋势，评估 HPV 疫苗保护效能，提高 HPV 疫苗的使用效率，华中科技大学同济医学院附属同济医院研究团队对 16 988 例中国妇女宫颈癌进行了全基因组关联分析，首次发现 11 个与中国宫颈癌发病相关的遗传易感变异位点，如 3 号染色体短臂 1 区 4 带（3p14）、8 号染色体长臂 2 区 4 带（8q24）等。HPV 感染宿主细胞后，早期癌基因 E6、E7 等序列整合至上述脆性位点区域，表达出的 E6、E7 癌蛋白即可影响临近甚至远处其他蛋白的功能，最终导致细胞的恶性转化。研究团队证实高发人群基因不稳定区域变异和错配是遗传易感关键因素，HPV 感染是明确外因。该临床中心采用“初筛与建模 – 院内验证与模型调整 – 大人群验证与模型确立”的多阶段研究策略，圈定宫颈癌高危人群，实现重点人群重点干预，普通人群常规筛查的分层干预，至 2017 年初步建立中国宫颈癌早期预警模型。

16. 中国儿童哮喘行动计划有望惠及 600 万哮喘患儿

哮喘是儿童最常见的慢性呼吸系统疾病之一，中国近 30% 的儿童哮喘未能及时诊断，近半数哮喘患儿未能得到有效控制。儿童哮喘控制不良，有可能进展和恶化至成年人慢性阻塞性肺疾病，因此强调儿童哮喘的规范治疗与临床改善情况对于避免哮喘急性加重，降低成人哮喘患病率等意义深远。2017 年 2 月 19 日，由首都医科大学附属北京儿童医院牵头启动了“中国儿童哮喘行动计划”。该计划是依据全球哮喘防治创议提出的哮喘行动计划（Asthma Action Plan，AAP）而制定，是将国际指南推荐的哮喘管理重要工具转化为首个适合中国哮喘儿童应用的适宜方案，教育患儿家长识别判断哮喘加重或急性发作的相应症状，遵循医生预先制定的哮喘行动计划启动治疗，正确应用快速缓解药物和抗哮喘炎症药物主动治疗，减少急诊就医

① LONG E, LIN H T, LIU Z Z, et al. An artificial intelligence platform for the multihospital collaborative management of congenital cataracts[J]. Nature biomedical engineering, 2017, 30(1): 1-8.

需求，将惠及全国600多万哮喘患儿。中国儿童哮喘行动计划推出了纸质版和APP版两种工具，以帮助医生和家长共同加强对哮喘急性发作的有效管理。其中通过APP将日常监测数据上传并与医生开展互动，将充分体现“互联网+”在健康管理，尤其是慢病管理方面的优势，为患儿制定了个体化诊疗方案提供标准化依据，改变以往单纯依赖医生评估哮喘控制状况和家庭自我管理缺位的状态。

17. 建立适合中国神经变性病分子诊断与分子分型技术平台

中南大学湘雅医院研发了阿尔茨海默病（AD）、帕金森病（PD）、肌萎缩侧索硬化症（ALS）等神经变性病的分子诊断与分子分型芯片，建立了适合中国神经变性病分子诊断与分子分型的技术平台，组建了神经变性病临床队列、临床前期队列及社区队列，建设了神经变性病的临床大数据库与生物样本库，成立了“神经变性病协同创新联盟”“中国帕金森病联盟”及“帕金森病分子诊断与分子分型协同创新联盟”等专科联盟，在联盟单位开展了相关神经变性病新知识、新技术的培训与推广，约有3000多名基层医务工作者得到了培训。此外，团队还建立了神经变性病分子诊断与分子分型技术平台，系统的对来自全国的神经变性病进行了分子分型，明确不同分子亚型神经变性病的临床特征、疾病转归等，初步明确了相关神经变性病的基因型与临床表型的相关性，为临床医务工作者进一步认识相关疾病并进行精确诊治提供了良好依据。同时，发现了中国帕金森病新的风险基因——GCH1、中国脊髓小脑性共济失调的泛素相关网络修饰作用等，为进一步探讨神经变性病的发病机制，寻找临床新的治疗靶点，疾病综合预测与预警等精准诊治提供依据。相关研究成果发表于 *Brain*。

18. 建设肾脏疾病协同研究和防治平台

南方医科大学南方医院探索国内外肾脏病临床协同研究和协同防治新模式，取得以下成果：①与哈佛大学医学院麻省总医院合作，建成肾脏病远程会诊与教学系统，利用实时网络图像系统，定期开展肾脏病疑难病例的国际远程会诊，接受其他医院肾脏病理会诊（444例），并同步实现肾脏病的远程教学；②通过共建共享机制，与国内27家医疗中心合作建立临床数据库，含肾脏病相关队列17个，总例数320万，建立相关生物样本库，样本量50万份，利用数据库/样本库合作完成多中心研究48项，共同署名发表论文31篇；③通过与其他医院和第三方检验中心合作，建成国家肾脏病临床医学研究中心肾脏病理网络单位，中心数据库包含来自全国1000家医院的10万份肾穿刺组织和临床数据；④通过中心医院与基层医疗机构的医联体，建成5家基层防治基地，开展以社区为基础的防治研究，已成功完成社区人群肾脏病预防研究 3 项，并通过基层防治基地推广新技术、开展基层肾脏病防治培训。

19. 组建全国多中心 IgA 肾病临床研究协作网络，IgA 肾病模型及药物靶点研究取得新突破

IgA 肾病是全世界范围内最常见的原发性肾小球疾病，也是中国尿毒症人群最常见的原发病因。中国人民解放军总医院与国内肾脏病领域优势学科组成的核心单位、网络单位和推广单位共同组建全国多中心 IgA 肾病临床研究协作网络，开展 IgA 肾病临床研究、应用研究，建立了全国 IgA 肾病随访队列，开发建立生物样本资源库及临床随访数据库；利用定量（比较）尿蛋白质组学等技术，定期对随访队列人群进行尿液蛋白质组动态检测分析，发现 3 个较为特异的 IgA 肾病尿液 miRNAs 标志物，其诊断 IgA 肾病具有较高的敏感性和特异性；以临床应用为导向，明确肾小球系膜细胞增生和肾小管萎缩或间质纤维化为不良预后的主要风险因素，建立 IgA 肾病新的病理分型——北京分型，等级化的新病理分型系统对预后判断更加直观；主持开展肾炎康复片治疗原发性肾小球肾炎多中心、双盲、双模拟、随机对照研究，证实在氯沙坦（50 mg 或 100 mg）的基础上，加用肾炎康复片，可进一步减少患者尿蛋白水平，为中医药治疗 IgA 肾病为主的原发性肾小球疾病再添临床循证新证据。

20. 构建首个老年肾脏健康和慢性肾病管理示范体系

中国人民解放军总医院建立了中国首个老年肾脏健康和慢性肾病（CKD）管理示范体系和网络，建成中国健康及肾脏病老年人群随访队列和样本资源库和信息数据库。开发新型衰老临床和遗传标志物，探索肾脏和其他器官之间的交互作用，评价现有肾功能估算公式在中国老年人的适用性，并构建了适合中国老年人的肾功能估算公式。利用大样本队列研究，明确年龄增长、超重、高血压、合并糖尿病和心血管疾病是中国老年人 CKD 患者肾功能减退的相关因素，为中国老年 CKD 患者的肾功能评价意见防治提供了有力工具。首次分析中国≥ 60 岁的老年肾活检患者病理诊断疾病谱：原发性肾小球疾病是中国老年肾活检患者的首位病因，膜性肾病即是肾病综合征的首位病因，也是原发性肾小球疾病及所有病理诊断的首位病因，其检出率逐渐增加。

21. 创建老年功能促进技术体系

四川大学华西医院针对老年人功能相关的老年综合征进行了全面深入的研究，创建了老年功能促进技术体系：自主开发了肌少症筛查量表 SARC-F 的中文版，为筛查中国老年人群的肌少症提供了工具；建立一套符合国际规范、适合中国老人的功能障碍评估体系老年失能评估量表（EDAS），并对四川省 1000 多例农村和城市社区老年人群、养老院和医院老年患者的失能状况进行了评估分析，经检验量表信度和效度高，可行性好；建立了国内首个老年患者围手术期谵妄风险评估方案，以及预防老年人围手术期谵妄的多学科综合干预模式；建立了国内首个老年人急性期快速恢复病房。老年患者功能促进技术体系的建立取得了良好的社会效益，将有效的维护和促进衰弱老人的日常生活能力，缩短住院时间，减少并发症，为老年患者的健康保驾护航。该机构 2017 年以来发表论文 10 余篇，牵头制定了中国首个《老年患者衰弱评估与干预中国专家共识》《老年患者术后谵妄防治中国专家共识》《老年医学（病）科临床营养管理指导意见》；参与制定国际老年糖尿病指南 *New IDF Global Guideline for Managing Type 2 Diabetes in Older People*。

22. 创建国人牙体牙髓病防治技术体系

四川大学华西口腔医院首次建立了中国人口腔微生物资源库，探索口腔微生物与口腔及全身系统性疾病发生发展的关联，为临床风险评估及预防治疗提供新模式，有利于推动口腔精准医疗实践，对促进中国口腔医学学科发展、实现口腔感染性疾病防治国际领跑具有重要意义。基于中国人口腔微生物群落状态及与疾病相关性的人群大样本研究，绘制中国人口腔微生物组学图谱及分布，有利于阐明国人特有的口腔群落特征，为口腔及全身系统性疾病的筛查，全民健康及精准医疗提供重要的生物学标志，具有重要的临床转化与产业化前景；研发了以维护口腔微生态平衡为目标的疾病综合防治适宜新技术；发现了牙髓根尖周病骨损伤修复的分子机制；大样本研究国人牙齿根管系统解剖特征，建立国人根管解剖数据库，研制了符合国人根管解剖特征的根管治疗临床评估标准，有效指导牙体牙髓病的临床治疗，极大地促进了中国牙体牙髓病的规范化治疗，提高了治疗质量和水平。

23. 构建肺功能检查技术规范化体系

广州医科大学附属第一医院联合全国呼吸学会及呼吸医师协会启动肺功能检查

与临床应用规范化培训万里行项目，建设并完善全国肺功能检查规范化培训体系及质控协同研究网络，开展覆盖全国范围的肺功能规范化培训，全面提高我国肺功能检查质控水平。2017 年已开展培训会议 71 场，共有 2695 个网络单位的 8252 人参加了全国肺功能检查规范化培训，3463 人通过考核取得证书。形成培训示范基地及网络合作联盟，在全国建立 52 家肺功能规范化培训中心，培养培训导师 187 位，基层机构共 2992 家单位，地级市覆盖率达 85.71%。2017 年 1 月，国务院印发《"十三五"卫生与健康规划》（国发〔2016〕77 号），首次将肺功能检测纳入常规体检，肺功能技术的规范化推广对我国呼吸疾病防控具有重要意义。

第四章　2017 年临床医学研究热点浅析——肿瘤免疫治疗

一、国内外进展

肿瘤免疫治疗是前沿生物技术与医学、免疫学、药学、材料学等多学科交叉融合而形成的针对恶性肿瘤进行临床治疗的新手段，它能解决传统药物或治疗手段不能解决的问题，在恶性肿瘤的治疗方面起到重要作用，主要包括抗体治疗、免疫细胞治疗、肿瘤疫苗治疗、肿瘤基因治疗等。肿瘤免疫治疗具有 100 多年的发展历史，特别是近年来，国际上肿瘤免疫治疗发展迅速，多个针对肿瘤免疫检查点的抗体药物、CAR-T 细胞治疗产品、肿瘤疫苗、溶瘤病毒、基因治疗等产品上市。2013 年年底，*Science* 将针对肿瘤免疫检查点的抗体治疗、肿瘤 CAR-T 细胞治疗为代表的免疫疗法列为年度全球十大科学研究突破之首。

（一）抗体药物治疗

1. 总体情况

抗体药物是肿瘤免疫治疗的重要发展方向，也是创新药研发的热点之一，2017 年全球抗体药物销售额已达到 1200 亿美元，在所有生物制品中所占份额已超过 60%，年复合增长率达到 14.4%，预计 2020 年全球抗体药物的销售额将达到 1500 亿美元。从美国 FDA 历年批准的原创新药来看，近年来抗体药物所占据的比例越来越高，特别是在恶性肿瘤和自身免疫疾病领域，抗体药物治疗已逐渐占据主导地位[①②]。截至 2018 年 8 月底，美国 FDA 和欧洲 EMA 共批准了 71 个抗体新药和 11

① CARTER P J, LAZAR G A. Next generation antibody drugs: pursuit of the ‘high-hanging fruit’[J]. Nature reviews drug discovery, 2018, 17(3): 197-223.

② https://www.fda.gov。

个 Fc 抗体融合蛋白（其中 5 个退市或停止销售），批准上市的抗体药物有 35% 是针对肿瘤进行治疗，临床Ⅲ期中抗肿瘤抗体项目比例提高到 37%，而临床Ⅰ/Ⅱ期中的比例则提高到 56%，说明抗体药物在抗肿瘤方面的应用不断得到扩展。

最近几年，针对肿瘤免疫检查点的抗体药物研发表现最为抢眼。截至 2018 年 8 月，美国 FDA 已经批准的 5 个 PD-1/PD-L1 单抗药物上市，分别是百时美施贵宝的 Opdivo、默沙东的 Keytruda、罗氏的 Tecentriq、阿斯利康的 Imfinzi、辉瑞和默克联合研发的 Bavencio，其中 Opdivo、Keytruda、Tecentriq 亦在欧洲和日本获批上市。赛诺菲 / 再生元的 Cemiplimab 已获得 FDA 优先审批资格，年内有望成为全球第 6 款 PD-1/PD-L1 单抗药物。Opdivo（纳武单抗，Nivolumab）和 Keytruda（派姆单抗，Pembrolizumab）也分别于 2018 年 6 月和 7 月被批准在中国上市销售[①]。

2. 研发热点

（1）PD-1/PD-L1 的免疫检查点抗体药物适应证进一步扩大，联合治疗方案和精准治疗方案不断推出

2018 年，PD-1/PD-L1 免疫检查点疗法的适应证进一步扩大。目前已上市 PD-1/PD-L1 抗体药物对应的适应证有 12 种，包括黑色素瘤、非小细胞肺癌、肾癌、经典霍奇金淋巴瘤、头颈部鳞癌、尿路上皮癌、结直肠癌、肝癌、小细胞肺癌、胃癌、宫颈癌、Merkel 细胞癌，充分体现其瘤种广谱性的优势。随着适应证不断获批和新药上市持续加速，预计未来全球 PD-1/PD-L1 抗体药物销量将保持 23.4% 的年复合增长率，到 2018 年底全球市场规模有望超 110 亿美元，至 2025 年有望达 500 亿美元[②]。国内 PD-1/PD-L1 抗体药物市场将在 3 ～ 5 年快速增长，根据预测 2022 年中国 PD-1/PD-L1 抗体药物市场规模有望快速超过 370 亿元人民币，并在 2022—2030 年期间保持 10% 以上较快速度增长，至 2030 年有望达到近 1000 亿元人民币。

PD-1/PD-L1 免疫检查点疗法对成人黑色素瘤、霍奇金淋巴瘤、Merkel 细胞癌的缓解率可达到 50% ～ 90%，而对非小细胞肺癌、头颈部鳞癌、胃癌、膀胱癌的缓解率只有 15% ～ 25%。因此，通过联合治疗，把原来不适合单一抑制剂治疗的患者转化为获益人群逐渐成为肿瘤免疫检查点疗法的趋势，这包括联合其他免疫检查点药

① http://www.cde.org.cn。

② RIBAS A, WOLCHOK J D. Cancer immunotherapy using checkpoint blockade[J]. Science, 2018, 359(6382): 1350-1355.

物、联合化疗、联合放疗、联合抗血管生成药物、联合靶向药、联合溶瘤病毒、联合个性化肿瘤疫苗等①②。其中，PD-1 抗体联合 CTLA-4 抗体，已被批准用于恶性黑色素瘤的治疗；PD-1 抗体联合化疗，已被批准用于晚期非小细胞肺癌一线治疗；PD-1 抗体联合溶瘤病毒 T-VEC 在恶性黑色素瘤中的完全缓解率突破 30%。尽管 PD-1 抗体 Pembrolizumab 联合 IDO 抑制剂在临床Ⅲ期没有表现出比单独 Pembrolizumab 更优的 PFS（无进展生存期），但类似的联合方案仍将受到持续关注，比如近日 BMS 启动了 PD-1 抗体 Nivolumab 联合 IDO 抑制剂和化疗治疗膀胱癌临床Ⅲ期试验③。

借助生物标志物制定的精准治疗方案是免疫检查点抗体疗法的另一个重要趋势。借助生物标志物可以有效确定免疫检查点抗体的适应人群，目前主要的生物标志物评价指标有 PD-L1 表达、微卫星（MSI）检测、肿瘤基因突变负荷（TMB）检测、肿瘤浸润淋巴细胞（TIL）检测。肿瘤基因突变负荷（TMB）和肿瘤细胞微卫星高度不稳定（即 MSI-H）预示着肿瘤细胞可能具有更多的新生抗原（neoantigen），基于新生抗原所产生的免疫治疗更容易激发特异性的抗肿瘤免疫反应。“热肿瘤”中较多的浸润淋巴细胞（TIL）预示机体免疫系统产生了针对肿瘤特异的 T 淋巴细胞，采用免疫检查点抗体可以有效解除肿瘤微环境对 TIL 的免疫抑制④。

最近几年，中国在肿瘤免疫检查点抗体药物研发领域发展非常快，国内 PD-1/PD-L1 类抗体药物的开发竞争激烈，已经有超过 28 个国产品种向 CDE 提交了注册申请，其中信达生物的 PD-1 单抗（信迪利单抗，申报适应证为霍奇金淋巴瘤）、君实生物的 PD-1 单抗（特瑞普利单抗，申报适应证为黑色素瘤）、恒瑞医药的 PD-1 单抗（卡瑞利珠单抗，申报适应证为霍奇金淋巴瘤），提交了上市申请。百济神州的 PD-1 单抗（BGB-A317）、康宁杰瑞的 PD-L1 单抗（KN035）也分别处于Ⅲ期临床。此外，中山康方、嘉和生物、科伦博泰、基石药业均有品种处于Ⅱ期临床。值得注意的是，目前国内一些技术先进、资本雄厚的企业正在通过开发 PD-1/PD-L1 抗体走

① MAYES P A, HANCE K W, HOOS A. The promise and challenges of immune agonist antibody development in cancer[J]. Nature reviews drug discovery, 2018, 17(7): 509-527.

② MAHONEY K M, RENNERT P D, FREEMAN G J. Combination cancer immunotherapy and new immunomodulatory targets[J]. Nature reviews drug discovery, 2015, 14(8): 561-584.

③ https://www.clinicaltrials.gov/。

④ LE D T, DURHAM J N, SMITH K N, et al. Mismatch repair deficiency predicts response of solid tumors to PD-1 blockade[J]. Science, 2017, 357(6349): 409-413.

向全球高端医药市场，如恒瑞医药的 SHR-1316、康宁杰瑞 / 思路迪的 KN035、百济神州的 BGB-A317、复宏汉霖的 HLX-10、丽珠单抗的 LZM-009、君实生物的 JS001 和迈博斯的 MSB2311 等，它们已向美国 FDA 递交了新药临床试验。最新的数据显示国内公开登记的PD-(L)1 的临床试验已有 133 项，涉及 14 家国内企业的 16 个品种，6 家国外企业的 6 个品种。从临床试验阶段看，处于Ⅲ期临床的 56 项，Ⅱ期临床的 32 项，Ⅰ期临床的 35 项，其他 10 项，Ⅲ期临床占比达 42%。

（2）新的免疫检查点靶点受到关注

2018 年，针对一些较新的 T 淋巴细胞相关免疫检查点（包括 LAG-3、TIM-3、TIGIT、VISTA、B7-H3、ICOS、CD27 等）抗体药物的临床试验正在持续稳步推进。此外，针对肿瘤微环境的免疫检查点抗体也受到关注，包括 don’t eat me 分子 CD47，细胞外腺苷代谢酶 CD73、CD39 和 IL-27 等[①②③]。尤其是 CD47，包括 Surface Oncology、FortySeven、Trillium、Celgene 等多家公司纷纷布局，开始进行临床试验[④⑤]。2018 年 9 月，苏州信达生物的全人源抗 CD47 单克隆抗体（IBI188）获得 CFDA 颁发的药物临床试验批件，用于治疗包括非霍奇金淋巴瘤、卵巢癌在内的多种血液肿瘤和实体肿瘤。从目前正在开展的临床试验看，单独的 CD47 抗体疗效有限，而与其他抗体（如曲妥珠、西妥昔及 PD-1 抗体）可能是 CD47 疗法在实体瘤中应用的趋势。此外，以 NK 细胞为靶点的抗体药物研发也有令人期待的品种，如以 KIR、NKG2A 为靶点的抗体药物已进入Ⅰ/Ⅱ期临床，值得持续关注[⑥]。

随着新技术不断成熟，更多新的免疫治疗靶点被发现，如 CRISPR 与新一代测

---

① KOYAMA S, AKBAY E A, LI Y Y, et al. Adaptive resistance to therapeutic PD-1 blockade is associated with upregulation of alternative immune checkpoints[J]. Nature communications, 2016(7): 10501.

② NGUYEN L T, OHASHI P S. Clinical blockade of PD1 and LAG3-potential mechanisms of action[J]. Nature reviews immunology, 2015, 15(1): 45-56.

③ GAO J, WARD J F, PETTAWAY C A, et al. VISTA is an inhibitory immune checkpoint that is increased after ipilimumab therapy in patients with prostate cancer[J]. Nature medicine, 2017, 23(5): 551-555.

④ GHOLAMIN S, MITRA S S, FEROZE A H, et al. Disrupting the CD47-SIRPα anti-phagocytic axis by a humanized anti-CD47 antibody is an efficacious treatment for malignant pediatric brain tumors[J]. Science translational medicine, 2017, 9(381): 2968.

⑤ VONDERHEIDE R H. CD47 blockade as another immune checkpoint therapy for cancer[J]. Nature medicine, 2015, 21(10): 1122-1123.

⑥ FERRARI DE ANDRADE L, TAY R E, PAN D, et al. Antibody-mediated inhibition of MICA and MICB shedding promotes NK cell-driven tumor immunity[J]. Science, 2018, 359(6383): 1537-1542.

序（NGS）的结合为新型免疫检查点靶点的发现提供了高通量筛选工具，可以快速鉴定不同免疫环境条件下起作用的免疫检查点靶点。修饰蛋白组学通过分析蛋白质翻译后修饰（PTMs）可有效地鉴定出肿瘤与正常细胞之间代谢差异产生的相同靶点的不同表位，将有助于开发出肿瘤特异性更高的抗体药物。此外，大数据分析技术通过对 TCGA、SEER 等临床样本数据库的深入挖掘，可以筛选获得耐药、复发等动物模型难以模拟的新型靶点[①②]。

（3）双功能抗体药物、ADC 药物的发展低于预期

截至 2018 年 9 月，全球批准上市的双功能抗体药物只有 3 个，分别是 2009 年 EMA 批准上市的 Removab（Catumaxomab），2014 年美国 FDA 批准上市的 Blincyto（Blinatumomab）和 2017 年美国 FDA 批准上市的 Hemlibra（Emicizumab）[③]。尽管目前在研的双功能抗体药物超过 100 个，但大多数处于临床前或临床试验早期阶段，发展远低于预期，主要原因在于双功能抗体药物在早期成药性评价、生产工艺、安全性评价、临床研究等许多环节的难度远高于传统抗体药物。目前，双功能抗体药物发展的重要特点是"以平台带动品种"，各种平台有数十种之多，各有其特点。国外代表性的技术平台有 BiTE、Knobs-Into-Holes、CrossMab、DVD-Ig、DART 等，国内也有岸迈生物的 FIT-Ig、健能隆的 iTab、友芝友的 YBODY 等多个技术平台。由于双功能抗体属于重组蛋白，设计上有较大的自由度，不同结构所导致的工艺难度和药理差别较大，加上不同靶点协同产生的药理学所带来的复杂性。因此，很难说哪个技术平台拥有绝对优势，可能要通过未来激烈的市场淘汰来加以鉴别。

ADC 抗体药物是抗体药物研发的重要方向，但近几年来 ADC 抗体药物市场规模增长未达到预期，重要原因在于 ADC 抗体药物在药学和药理学方面较为复杂，导致工艺质量和治疗窗口控制难度较大。鉴于 ADC 抗体药物在实体肿瘤治疗方面的独特优势，其未来的发展前景乐观。截至 2018 年 9 月，美国 FDA 批准上市的 ADC 抗体药物有 4 个，分别是 2011 年上市的 Adcetris（Brentuximab vedotin）、2013 年上市的 Kadcyla（Trastuzumab emtansine）及 2017 年上市的 Besponsa（Inotuzumab ozogamicin）和 Mylotarg（Gemtuzumab ozogamicin）。目前，全球还有超过 80 个

① https://cancergenome.nih.gov/。

② https://seer.cancer.gov/。

③ https://www.fda.gov。

ADC 抗体药物处于临床试验的不同阶段，其中超过 30 个已进入临床Ⅱ / Ⅲ期，预计未来 5 年内将有多个 ADC 抗体药物获批上市，适应证将从前期的血液系统肿瘤为主扩大到三阴乳腺癌、神经胶质瘤、小细胞肺癌、卵巢癌等难治性的实体瘤，并可能产生重磅品种①②。

在 ADC 抗体药物研发方面，国内已有多家企业布局，截至 2018 年 8 月，国内已有 18 家企业申请了 16 个 ADC 抗体药物的 IND，其中百奥泰和烟台荣昌的 ADC 抗体药物分别进入临床Ⅲ期和Ⅱ期，浙江医药和美雅珂的 ADC 抗体药物处于临床Ⅰ期，如表 4-1 所示。其余的 ADC 抗体药物还处于申请阶段。国内 ADC 抗体药物有一些亮点引人关注，如百奥泰的注射用重组人源化抗 HER2 单克隆抗体 - 美登素偶联物（BAT8001）采用的毒素“Batansine”是公司开发的拥有自主知识产权的美登素衍生物。浙江医药的重组人源化抗 HER2 单抗 –AS269 偶联注射液（ARX788）是首个利用非天然氨基酸将毒素偶联到抗体技术开发的特异性 ADC。科伦药业的 A166 是全球首个通过赖氨酸定点定量偶联、具有创新连接子和高活性毒素小分子的第三代抗 HER2 ADC，已在中美同步申报 IND③。

表 4–1　处于临床试验阶段的国内 ADC 药物

药品名称	靶点	临床阶段	注册分类	毒素	开发企业
注射用重组人源化抗 HER2 单克隆抗体 - 美登素偶联物	HER2	Ⅲ期	1	美登素衍生物 Batansine	百奥泰
注射用重组人源化抗 HER2 单抗 –MMAE 偶联剂	HER2	Ⅱ期	1	MMAE	烟台荣昌
重组人源化抗 HER2 单抗 –AS269 偶联注射液	HER2	Ⅰ期	1	AS269	浙江医药
注射用 MRG003	EGFR	Ⅰ期	1	MMAE	美雅珂

① BECK A, GOETSCH L, DUMONTET C, CORVAÏA N. Strategies and challenges for the next generation of antibody-drug conjugates[J]. Nature reviews drug discovery, 2017, 16(5): 315-337.

② THOMAS A, TEICHER B A, HASSAN R. Antibody-drug conjugates for cancer therapy[J]. Lancet oncol, 2016, 17(6): e254-e262.

③ http://www.cde.org.cn。

3. 中国肿瘤抗体药物治疗领域的主要优势与差距分析

（1）主要优势

近年来，中国出台了一系列政策，极大促进了海外高层次的抗体研发人才回国创业，在这些具有国际视野的高层次人才带动下，一批批“小而美”的抗体创新公司不断涌现，借助其独特的技术和产品优势，已经在国际上占有一席之地，增强了中国抗体产业的国际竞争力。

中国部分抗体技术和品种处于世界领先或先进水平。如岸迈生物自主研发的双特异性抗体技术平台 FIT-Ig®（Fabs-In-Tandem Immunoglobulin），既解决了轻链错配问题，又没有引入额外的肽链，具有较好的成药性。岸迈生物研发的 EGFR/C-met 双特异性抗体药物 EMB-01 计划于 2018 年在中美提交临床申请。迈博斯生物采用其“免疫耐受屏障突破技术”，开发了具有全球独立知识产权的第二代人源化 PD-L1 抗体（MSB2311），与现有国外批准上市的 PD-L1 抗体的结合表位不同，同时还具有独特的 pH 依赖结合特点，可在肿瘤组织中回收、渗透，已经在美国启动 I 期临床。天广实凭借其岩藻糖敲除技术平台研发了岩藻糖敲除的 CD20 抗体（MIL62），它也是利妥昔单抗的优效产品。康宁杰瑞自主研发的 KN035 是全球首个皮下给药的 PD-L1 纳米抗体，目前同时在国内、美国、日本开展临床试验，另外其 CRIB 双特异性抗体技术平台也处于世界先进水平。信达生物的信迪利单抗是全球首个通过酵母筛选平台开发和优化的全人源 IgG4 抗 PD-1 单抗药物，对人 PD-1 的单价亲和力达到了纳摩尔级别。在规模化生产领域，药明生物已经建成了全球最大的一次性反应器 cGMP 生产基地，其 2000 L 一次性反应器生产工艺已经用于生产 Ibalizumab。

（2）差距分析

第一，中国在抗体药物的成药性相关的免疫学基础研究缺乏。近年来，随着国家对基础研究投入的不断加大，在肿瘤免疫基础研究的某些领域已经走在国际前列。但是，与成药性相关的免疫学基础研究缺乏，尤其是缺乏与抗体靶点有关的成药性研究，导致肿瘤免疫基础研究成果无法较好地服务于抗体药物的研发。没有对肿瘤免疫基础理论认识上的突破，就不可能有免疫检查点抗体的繁荣。对 HER2 靶点不同表位生物学功能的深入认识，才有了配体非依赖型抗体依赖型抗体 Pertuzumab 出现。抗体结构功能学的发展促进了新一代抗 CD20 去岩藻糖抗体 Obinutuzumab 诞生。预计未来 Fc 功能化将促进下一代具有更好药效学和药代动力学抗体药物的出现。因此，成药性相关的免疫学基础研究对指导抗体药物的研发具有决定性意义，而国内在此领域的研究十分缺乏。

第二，自主研发的抗体药物创新靶点少。过去数十年里，中国肿瘤免疫治疗基本是对发达国家相关研究成果的追踪和模仿，药物研发以Me-too为主，鲜有Me-better和Me-new案例，所针对的免疫治疗抗体靶点主要来自国外较为成熟的靶点，创新靶点几乎没有，这些都限制了中国自主研发的重磅抗体药物的产生。目前，国内免疫治疗抗体靶点主要集中于PD-1/PD-L1，已有数个品种获批用于临床试验。反观国外，在经历了PD-1/PD-L1、CTLA-4等靶点的发展热潮后，已经开始积极转向到其他免疫治疗靶点。除了其他一些T淋巴细胞相关的新型免疫检查点，如LAG-3、TIM-3、TIGIT、VISTA、B7-H3、ICOS、CD27等，还有针对固有免疫的免疫调节靶点，包括巨噬细胞的CD47及NK细胞的KIR和NKG2A。可以看出，在经历第一轮免疫检查点抗体发展热潮后，国外在肿瘤免疫抗体研发方面又一次走在了前面。

第三，中国抗体药物研发同质化现象严重。在国外，如果一个靶点有5家药企投入研发的话，其他药企就会慎重考虑，但在国内却不一样，研发同质化现象比较严重，有些靶点聚集了10家甚至20家企业的抗体品种。例如，目前国内企业注册申报的PD-(L)1抗体品种有28个，注册申报的TNF-α 抗体品种超过30个，CD20抗体品种也超过20个。尽管已经有多家处于上市申请阶段的第一梯队竞争者，后续仍然有处于临床试验阶段的第二梯队和处于申报临床阶段的第三梯队前仆后继。参考国外的新药产品生命周期，后续的竞争者是否能分到一杯羹，还有待观察。国内抗体药企之所比不喜欢差异化竞争，究其原因还是在于原始创新能力的缺乏，而国内抗体药物市场的潜力有极其庞大，价值吸引力强，因此国内药企喜欢采取成本和风险较低的跟跑策略，去尽快进入这个领域抢占先机。尽管国内药企针对抗体热门靶点的品种研发过于集中，令人高兴的是部分国内药企也开始关注一些比较创新的靶点，如CD134、CD47、CD200、GP41、IL-4、MUC-1、Vimentin、Cannabinoid等。

（二）CAR-T细胞治疗

1. 总体情况

免疫细胞治疗是当前全球生物医药产业发展的热点，在癌症、血液病、心血管病、糖尿病、阿尔茨海默病等临床治疗方面具有重要价值，是一项有望“彻底改变全人类进程”的技术创新，关乎全社会健康福祉。

近年来，肿瘤的免疫治疗取得重要进展并获得重大突破，特别是基于嵌合型抗原受体修饰的 T 细胞（Chimeric Antigen Receptor-Modified T-cell，CAR-T）的个性化免疫治疗获得了突破性进展。2013 年，CAR-T 细胞治疗和针对 T 细胞共抑制分子的抗体一起被 *Science* 评为当年的年度十大突破性科技进展之首[①]。随着 CAR-T 细胞疗法的发展，CAR 修饰的 NK 细胞（CAR-NK）、TCR 修饰的 T 细胞疗法（TCR-T）的发展也非常迅速。

目前，包括 CD19、CD20、Mesothelin、EGFRvIII、GD2 等数十个肿瘤抗原被用于 CAR-T 研究的治疗靶点，有十多种靶向不同抗原的 CAR-T 细胞治疗产品正在进行临床试验，特别是靶向 CD19 的 CD19 CAR-T 在治疗血液系统的肿瘤取得了重要突破。针对急性、慢性粒细胞白血病，多发性骨髓瘤，非霍奇金淋巴瘤等血液肿瘤的基因工程 T 细胞所进行的临床试验取得了令人振奋的疗效[②③④⑤]。特别要指出的是，目前 CAR-T 疗法选择的均是复发、难治的晚期肿瘤患者，针对一些肿瘤类型（如急性粒细胞靶细胞）的疗效十分显著，治疗的完全反应（CR，Complete response）率超过 90%。

2. 临床应用

美国 FDA 将 CAR-T 疗法定义为突破性药物，加快其审批流程，使其能够尽快使肿瘤患者获益。2017 年 3 月 31 日，诺华公司研发的 CAR-T 细胞治疗药物 Kymriah 获得了美国 FDA 的优先审评资格，并于 2017 年 8 月 31 日正式被美国 FDA 批准上市。2017 年 5 月 26 日，Kite Pharma 研发的 Yescarta 获得美国 FDA 的优先审评资格，并于 2017 年 10 月 20 日被美国 FDA 批准上市。目前 CAR-T 细胞治疗药

① COUZIN-FRANKEL J. Cancer immunotherapy[J]. Science, 2013(342): 1432-1433.

② LEE D W, KOCHENDERFER J N, STETLER-STEVENSON M, et al. T cells expressing cd19 chimeric antigen receptors for acute lymphoblastic leukaemia in children and young adults: a phase 1 dose-escalation trial[J]. The lancet, 2015(385): 517-528.

③ SCHUSTER S J, SVOBODA J, CHONG E A, et al. Chimeric antigen receptor t cells in refractory B-cell lymphomas[J]. The new England journal of medicine, 2017(377): 2545-2554.

④ PORTER D L, LEVINE B L, KALOS M, et al. Chimeric antigen receptor-modified T cells in chronic lymphoid leukemia[J]. The new England journal of medicine, 2011(365): 725-733.

⑤ GARFALL A L, MAUS M V, HWANG W T, et al. Chimeric antigen receptor T cells against cd19 for multiple myeloma[J].The new England journal of medicine, 2015(373): 1040-1047.

物都是个体化治疗，价格高昂，如在美国上市的首个 CAR-T 药物 Kymriah 定价为 47.5 万美金，第二个 CAR-T 药物 Yescarta 定价为 37.3 万美金。尽管 CAR-T 细胞药物定价高，但市场反应不错。2018 年第一季度，Kymriah 的销售额为 1200 万美金，Yescarta 的销售额为 4000 万美金。Kymriah 和 Yescarta 还有适应证拓展的巨大潜力，市场空间将每年超过 50 亿美金。

2018 年 8 月 28 日，欧盟委员会宣布批准诺华公司生产的 Kymriah 和吉利德公司生产的 Yescarta 两种 CAR-T 细胞疗法在欧盟上市用于癌症治疗，这是 CAR-T 细胞疗法首次获得欧盟批准。其中，Kymriah 被批准用于 25 岁以上患复发或难治性的急性 B 细胞型淋巴细胞性白血病（B-ALL）患者的治疗，以及复发或难治性弥漫大 B 细胞性淋巴瘤（DLBCL）患者的治疗。Yescarta 被批准用于难治或复发性原发性纵隔大 B 细胞淋巴瘤（PMBCL）及 DLBCL 患者的治疗。

欧盟批准使用 Kymriah 疗法是基于 Juliet 和 Eliana 两项临床试验，其中包括来自 8 个欧洲国家的患者，这是迄今为止唯一的一项全球注册的临床研究。2017 年 12 月，Juliet 临床试验的结果在美国血液学会议上被报告，试验小组随访接受治疗至少 6 个月的患者 46 例，总有效率为 37%，其中 30% 完全缓解，7% 部分缓解，并且大多数患者用药 3 个月后病情都有所缓解。而在 Eliana 临床试验中，使用 Kymriah 后所有患者骨髓中均达到最小残留阴性状态，缓解后 6 个月无复发的概率为 75%，6 个月生存率为 89%，12 个月生存率为 79%。据欧盟 EMA 的审查小组称，Kymriah 的优势在于它能够明显缓解所有患者的病程，并且可以产生持续时间较长的治疗效果。Yescarta 的批准是基于一项名为 ZUMA-1 的单臂临床试验。在该试验中，72% 的患者接受了治疗，51% 的患者获得了完全有效的治疗反应。中位随访为 15.1 个月。在 1 年后，60% 的患者仍然存活[①②]。

近几年来，中国的细胞治疗相关产业在国家相关专项的支持下获得了较好的发展，技术突破带动了产业的发展，但是与国际先进的制药行业相比还有比较明显的差距，中国还尚无 CAR-T 细胞同类产品上市。目前，中国有相当一批细胞治疗技术相关公司，基本覆盖了从上游的技术研发，中游的中试到规模化生产制备，再到下

① NEELAPU S S, LOCKE F L, BARTLETT N L, et al. Axicabtagene ciloleucel car T-cell therapy in refractory large B-cell lymphoma[J]. The new England journal of medicine, 2017(377): 2531-2544.

② BRUDNO J N, KOCHENDERFER J N. Chimeric antigen receptor T-cell therapies for lymphoma[J]. Nature reviews clinical oncology, 2018(15): 31-46.

游临床应用的完整创新链和产业链。近几年来，细胞治疗产业快速发展，细胞治疗产业已明确为中国战略性新兴产业。目前，国内已经有一批科研机构、医院及相关企业已经在个体化免疫细胞治疗产品研发和应用方面体现出了一定的优势，如中国人民解放军海军军医大学（原第二军医大学）、上海交通大学、中国人民解放军陆军军医大学（原第三军医大学）、四川大学生物治疗国家重点实验室、苏州大学、中国人民解放军总医院（301 医院）等科研医疗机构，以及南京传奇、恒润达生、优卡迪、银河生物、科技生物、博生吉、重庆精准、香雪制药、无锡生基、药明巨诺、复星医药等企业。随着相应国家法律、法规的确立，中国 CAR-T 细胞产业储备较多，开展的临床研究规模和多样性都超过了其他国家。此外，作为药物研发的 CAR-T 细胞治疗产品也正在加速发展。目前已经有数十个产品申报临床，其中南京传奇生物、恒润达生、药明巨诺等的细胞治疗产品已获批临床，如表 4–2 所示。复星凯特利用已有海外数据，有望后来居上，已具备商业化生产能力，并且在专利方面形成竞争优势，中国市场目标患者 1 万人，静态潜在市场销售额超过 10 亿元人民币，新适应证拓展空间有望扩大 5 ～ 8 倍。

表 4–2　中国部分 CAR-T 品种的 IND 情况

企业名称	CAR-T 品种	批准状态
南京传奇生物科技有限公司	LCAR-B38MCAR-T 细胞自体回输制剂（简称 LCAR-B38M 细胞制剂）	已获临床批文
上海药明巨诺生物科技有限公司、上海明聚生物科技有限公司	JWCAR029（CD19 靶向嵌合抗原受体 T 细胞）	已获临床批文
上海恒润达生生物科技有限公司	抗人 CD19 T 细胞注射液	已获临床批文
复星凯特	FKC876（抗人 CD19 CAR-T 细胞注射液）	已获临床批文
北京马力诺生物科技有限公司、四川大学、成都银河生物医药有限公司	抗 CD19 分子嵌合抗原受体修饰的自体 T 淋巴细胞注射液	已获临床批文
恒瑞源正（深圳）生物科技有限公司	多抗原自体免疫细胞注射液（MASCT-I）	已获临床批文
科济生物医药（上海）有限公司	靶向磷脂酰肌醇蛋白多糖 –3 嵌合抗原受体修饰的自体 T 细胞	未获批
博生吉安科细胞技术有限公司	靶向 CD19 自体嵌合抗原受体 T 细胞输注剂	未获批
上海优卡迪生物医药科技有限公司	白介素 6 分泌功能敲减的靶向 CD19 自体基因编辑 T 细胞注射液	未获批

续表

企业名称	CAR-T 品种	批准状态
上海优卡迪生物医药科技有限公司	白介素 6 分泌功能敲减的靶向 CD19 自体基因编辑 T 细胞注射液	未获批
上海优卡迪生物医药科技有限公司	程序死亡受体 1 敲减的靶向 CD269 嵌合抗原受体工程化 T 细胞注射液	未获批
上海优卡迪生物医药科技有限公司	程序死亡受体 1 敲减的靶向 CD19 嵌合抗原受体工程化 T 细胞注射液	未获批
北京艺妙医疗科技有限公司	IM19 嵌合抗原受体 T 细胞注射液（IM19CAR-T 细胞注射液）	未获批
重庆精准生物技术有限公司	pCAR-19B 细胞自体回输制剂	未获批
上海赛比曼生物科技有限公司、西比曼生物科技（上海）有限公司	CBM.CD19 嵌合抗原受体 T 细胞注射液	未获批
上海科济制药有限公司	CT032 人源化抗 CD19 自体 CAR T 细胞注射液	未获批

3.CAR-T 细胞治疗面临的挑战

①毒副作用控制。对 CAR-T 技术而言，细胞因子风暴（也称细胞因子释放综合征）和神经系统不良反应是困扰该技术发展的主要限制因素。细胞因子风暴是指体液中有大量细胞因了迅速产生，是引起急性呼吸窘迫综合征和多器官衰竭的重要原因，而神经系统不良反应主要源于 CAR-T 药物携带的 CD19 抗体可能会影响中枢神经发育[①]。Juno 公司和 Kite 制药都曾有患者死亡案例，Juno 因为 7 例死亡病例放弃了 JCAR014 研发，JCAR015 也因为死亡病例频发而终止开发；Kite 制药的 KTE-C19 在其提交滚动申请后出现 1 例死亡病例，导致公司股票大跌 15.9%。

②细胞制备周期。除了免疫靶标筛选以外，CAR-T 细胞制备周期也是各大企业竞争的重点，Kite 公司从提取患者细胞，到 CAR-T 细胞回输进患者体内，这一过程需要 16 ~ 18 天（也可能缩短到 14 天），相比较诺华的 22 ~ 29 天和 Juno 的 24 天的制备时间，Kite 无疑是 CAR-T 细胞产品制备速度最快的公司。

③ CAR-T 细胞疗法对实体肿瘤的疗效突破。目前，CAR-T 细胞对血液肿瘤的

① MAHADEO K M, KHAZAL S J, ABDEL-AZIM H, et al. Management guidelines for paediatric patients receiving chimeric antigen receptor t cell therapy[J]. Nature reviews clinical oncology, 2018, 6(10): 1038-1042.

疗效已经得到临床认可，但是对实体肿瘤的疗效甚微。如何提高 CAR-T 细胞疗法对实体肿瘤的疗效是目前 CAR-T 细胞治疗发展急需突破的最大瓶颈[①]。

以下一些策略将提高 CAR-T 细胞对实体肿瘤的疗效。

一是提高肿瘤抗原特异性。CAR-T 能够识别癌细胞和正常细胞，依靠的是细胞表面有不一样的蛋白分子。CAR-T 对 B 细胞淋巴瘤效果好，是因为它攻击 B 细胞上的 CD19 蛋白分子。但实体瘤上的治疗靶标往往在肿瘤中特异性不高，如何寻找特异性更好的靶点显得非常重要。例如，人间皮素（MSLN）[②]低表达于正常间皮细胞，高表达于广谱实体瘤中，是 CAR-T 治疗实体瘤的新突破点，目前看来比 Her-2、EGFR、VEGFR-2 等更有吸引力。随着肿瘤特异的新抗原（neoantigen）的鉴定，CAR-T 细胞疗法的治疗靶标更丰富、更精准。

二是提高CAR-T细胞的实体肿瘤浸润能力。血液瘤的癌细胞游走于血液循环中，而实体瘤则是一层包着一层的团块，形成对 CAR-T 细胞进入实体瘤内部的物理屏障。因此，CAR-T 细胞很难直接进入癌组织内部攻击肿瘤细胞。癌组织外围的成纤维细胞也会形成物理性屏障，分泌的基质蛋白可将 T 细胞牵引出来；肿瘤微环境的 pH 偏小近酸性，不适宜 CAR-T 细胞充分发挥作用；缺氧环境诱导产生 HIF-1 因子，会招募能抑制 CAR-T 的调控性 T 细胞（Tregs）来抑制 CAR-T 的功能[③]。这些肿瘤免疫微环境都不利于 CAR-T 细胞发挥抗肿瘤活性。因此，突破这些免疫抑制屏障，增加 CAR-T 细胞在肿瘤内的浸润程度是重要的挑战。2018 年，一日本团队将 IL-7 和 CCL19 转入 T 细胞中制备出 CAR-T 细胞，进一步改善肿瘤中免疫细胞浸润和 CAR-T 细胞存活的情况，并募集 DC 等免疫细胞放大 CAR-T 细胞的抗肿瘤活性[④]。

① KERSHAW M H, WESTWOOD J A, DARCY P K. Gene-engineered T cells for cancer therapy[J]. Nature reviews cancer, 2013(13): 525-541.

② STROMNES I M, SCHMITT T M, HULBERT A, et al. T cells engineered against a native antigen can surmount immunologic and physical barriers to treat pancreatic ductal adenocarcinoma[J]. Cancer cell, 2015(28): 638-652.

③ LABANIEH L, MAJZNER R G, MACKALL C L. Programming CART-T cells to kill cancer[J]. Nature biomedical engineering, 2018(2): 377-391.

④ ADACHI K, KANO Y, NAGAI T, et al. IL-7 and CCL19 expression in CAR-T cells improves immune cell infiltration and CAR-T cell survival in the tumor[J]. Nature biotechnology, 2018(36): 346-351.

4. 中国 CAR-T 细胞治疗的差距分析

最近几年，CAR-T 细胞治疗在美国、欧洲等发达国家发展较成熟，中国 CAR-T 细胞治疗的发展也非常快，基本紧跟美国发展步伐。目前，在中国开展的 CAR-T 细胞临床试验数量已经达到了 169 项，超过美国和欧盟。中国在 CAR-T 细胞产业化过程中具有明显的优势，但也存在着一定的差距。

第一，监管机构积极支持但缺乏经验。中国的监管机构于 2017 年正式将 CAR-T 细胞纳入药物进行管理，并出台了《细胞治疗产品研究与评价技术指导原则（试行）》等管理办法，为细胞治疗产品的产业化发展铺平了政策道路，鼓励了产业的快速发展。在该管理办法出台后，相继多家企业已经申报了 CAR-T 细胞治疗产品的临床试验研究申请并已经有多家获批。但由于相关机构的经验不足，中国目前尚未有同类产品获批上市，加上 CAR-T 细胞治疗产品本身的复杂性，对 CAR-T 产品的监管还需要积累更多的经验，进而更好地对 CAR-T 产品的审批和监管，尽快使患者获益。

第二，中国 CAR-T 产品的原创性不足，差异化小。总体来说，CAR-T 细胞治疗的核心专利主要掌握在诺华、Kite Pharma、Cellectis、Juno 等国家巨头手中，中国 CAR-T 治疗尽管临床试验开展的数量仅次于美国，但基本上没有掌握核心专利，而且该领域的同质化竞争更为惨烈，这在后期的产业发展道路上必定受到诸多制约。因此，提高研发品种的原创性，才能进一步提升相关产业的国际竞争力。

第三，中国 CAR-T 等细胞治疗品种的相关配套支撑产业不足。CAR-T 细胞的研发链较长，包括原辅料选择、转导基因载体或转染基因载体的制备及质量控制，细胞供体筛选及检测，CAR-T/TCR-T 细胞制备工艺研究、工艺过程控制、细胞产品质量控制。特别是 CAR-T/TCR-T 产业化过程中涉及的基因载体的制备工艺和质控、细胞产品的工艺与质控，以及新型自动化生产工艺的建设、临床应用规范的研究等。中国的相关产业发展较晚，能够为 CAR-T 细胞等细胞疗法品种提供专业的配套服务的第三方平台较少，并且对整个研发链的覆盖率较低。因此，变相提高了研发企业的自主研发门槛，限制了细胞治疗产业的进一步发展。建设一个功能完善，软件硬件设施配套齐全，符合国际标准的第三方细胞质量检定示范平台，促进细胞治疗产品第三方平台的发展是解决这一问题的有效途径。

（三）肿瘤疫苗

1. 总体情况

肿瘤疫苗是将肿瘤抗原，如肿瘤细胞、肿瘤相关蛋白或多肽、表达肿瘤抗原的基因等以不同形式导入患者体内，通过肿瘤抗原刺激活体内 T 细胞，激发特异性细胞免疫，从而清除肿瘤的治疗方法。与常规的放化疗相比，肿瘤疫苗具有特异性较强、不良反应较小等优点，但个体的响应性差异较大。

2013 年，*Science* 杂志将肿瘤免疫疗法评选为“年度科学突破”[①]。2018 年，*Nature* 杂志将肿瘤疫苗研发视为 2018 年生物医学技术突破之一[②]。足见在肿瘤免疫疗法的整体带动下，肿瘤疫苗已成为炙手可热的研究热点。紧随个性化医疗的浪潮，肿瘤疫苗的研究快速进展，基于肿瘤新抗原的肿瘤疫苗与 mRNA 药物、纳米技术、免疫治疗、基因治疗联系在一起，促进未来肿瘤疫苗治疗发展。

纵观肿瘤疫苗的发展已有 100 多年的历史，其发展历程如图 4-1 所示[③]。

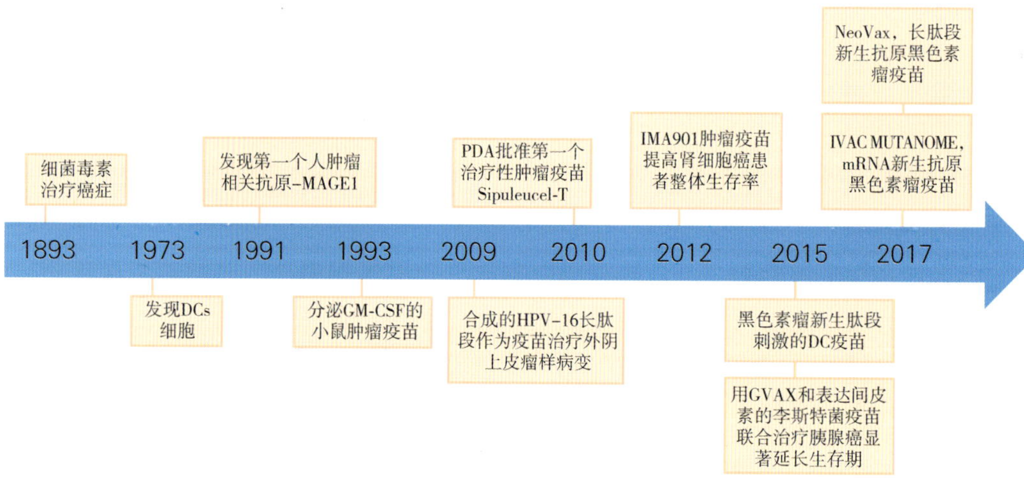

图 4-1　肿瘤抗原和治疗性肿瘤疫苗的发展历程

---

① COUZIN-FRANKEL J. Cancer immunotherapy[J]. Science, 2013(342): 1432-1433.

② POWELL K.Technology to watch in 2018[J]. Nature, 2018, 553(7689): 531-534.

③ HU Z, OTT P A, WU C J. Towardspersonalized,tumour specific,therapeuticvaccinesforcancer[J]. Nature reviews immunology, 2018, 18(3): 168-182.

2. 临床应用

截至 2018 年 8 月，在美国 ClinicalTrials.gov 注册 Cancer Vaccine 的临床研发项目累计已多达 1705 项，占所有疫苗临床试验（8173 项）的 20%[①]。但治疗性肿瘤疫苗的研发难度很大，被批准上市的治疗性肿瘤疫苗屈指可数。前几年，GSK、默克、赛诺菲等大型药企都注重治疗性肿瘤疫苗的研发。2011 年前后，肿瘤疫苗产品的研发达到一段黄金期，尤其是 2010 年 4 月 29 日，美国 FDA 批准了肿瘤治疗性疫苗——Provenge （Dendreon 制药公司）上市，它使晚期前列腺癌患者 3 年生存率由 23% 提高到提高了 31.7%。这是肿瘤治疗性疫苗划时代的发展事件。但 2013 年下半年以来，多个寄予厚望的重磅肿瘤疫苗的Ⅲ期临床试验公布的数据并未达到试验终点，包括 Merck 公司 Stimuvax（MUC1 多肽疫苗）及 GSK 公司的（GSK1572932A，MAGE-A3 多肽疫苗）等。而前列腺癌治疗性肿瘤疫苗 Provenge 因成本过高、有效性的欠缺、竞争性药物的出现、公司整体战略的错误抉择等诸多问题，几经转手，最终被中国的三胞集团收购。从研发策略来看，这些疫苗选择的都是单一靶点的、肿瘤组织高表达的肿瘤相关性抗原（Tumor Associated Antigen, TAA）。由于 TAA 在正常组织也有表达，存在中枢免疫耐受现象，较难诱导出较强的免疫反应；同时这些疫苗多针对单一靶点，而实体瘤的高度异质性也使疫苗难以发挥作用。

3. 研发热点

（1）基于肿瘤新抗原的个性化肿瘤疫苗研究

肿瘤新抗原（Neoantigen）通常由肿瘤细胞基因组突变产生，仅存在肿瘤细胞，又称为肿瘤特异性抗原（Tumor Specific Antigen, TSA）。由于正常细胞不会产生和表达 TSA，能更有效的激发机体免疫反应。但由于检测手段的限制，针对肿瘤新抗原的疫苗研发举步维艰。随着二代测序（NGS）技术的发展，筛选肿瘤新抗原实现了技术上的突破。通过使用 NGS 技术和构建算法模型，外显子测序和转录组测序能准确表征肿瘤细胞的 DNA 和 RNA，找出可能具有免疫原性的突变——肿瘤新抗原。生物信息学工具的发展则提高了肿瘤新生抗原的筛选能力，基因组大数据和计算机算法加速了肿瘤表位预测及 MHC（主要组织相容性复合体）亲和力预测，推动了个体化肿瘤疫苗的发展。肿瘤新抗原的检测及预测技术取得突破后，基于肿瘤

---

① http://www.ClinicalTrials.gov。

新抗原的精准免疫治疗技术也快速发展。2014—2015 年，Rosenberg、Schreiber、Delamarre、Sahin 等团队陆续应用该技术成功找到肿瘤新抗原，并在转移性胆管癌患者、晚期黑色素瘤等患者身上实现了有效的治疗[①②③④]。2016 年底，Rosenberg 筛选出了靶向 KRAS 基因 G12D 突变后新抗原的 TIL 细胞，扩增回输后使得肿瘤消退[⑤]。2017 年，*Nature* 杂志同期发表 2 项独立临床 I 期试验结果，来自美国 Dana-Farber 癌症中心和德国美因茨大学的两个研究团队，分别展示了基于肿瘤新抗原的“个性化肿瘤疫苗”在晚期黑色素瘤的临床治疗上取得的重大突破[⑥⑦]。

随后国内外开展了多项基于肿瘤新抗原的个性化疫苗的临床研究，目前在美国 ClinicalTrials.gov 备案的与 Neoantigen 相关的临床试验有 77 项，筛选出的肿瘤疫苗及免疫细胞治疗临床试验有 36 项，覆盖绝大多数实体瘤，包括黑色素瘤、胶质母细胞瘤、三阴性乳腺癌、非小细胞肺癌、胰腺癌、前列腺癌、胆管癌、结直肠癌、胃癌、肝癌、卵巢癌、肾癌、膀胱癌、头颈部肿瘤等。国际上（主要集中于美国）共开展 28 项临床研究，其中研究机构（包括大学、医院、研究所等）开展 18 项，公司主导开展 10 项；而国内共开展 8 项临床研究，主要由研究机构开展 6 项（包括华西医院、长海医院、浙江省人民医院等），公司仅主导开展 2 项临床研究。同时，疫苗与免疫检查点抑制剂联用的临床方案为 15 个，接近 50% 的比例。在这些临床研究中，大部分采用多肽疫苗（18/36），也有以 DNA 疫苗（5/38）、DC 疫苗（6/38）、mRNA 疫苗、病毒或酵母载体疫苗（2/36）。

---

① PENALOZA-MACMASTER P, BARBER D L, WHERRY E J, et al. Vaccine-elicited CD4 T cells induce immunopathology after chronic LCMV infection[J]. Science, 2015, 347(6219): 278-282.

② CARMI Y, SPITZER M H, LINDE I L, et al. Allogeneic Ig G combined with dendritic cell stimuli induce antitumour T-cell immunity[J]. Nature, 2015, 521(7550): 99-104.

③ CARRENO B M, MAGRINI V, BECKER-HAPAK M, et al. A dendritic cell vaccine increases the breadth and diversity of melanoma neoantigen-specific T cells[J]. Science, 2015, 348(6236): 803-808.

④ YADAV M, JHUNJHUNWALA S, PHUNG Q T, et al. Predicting immunogenic tumour mutations by combining mass spectrometry and exome sequencing[J]. Nature, 2014, 515(7528): 572-576.

⑤ TANNOCK I F, HICKMAN J A. Limits to personalized cancer medicine[J]. The new England journal of medicine, 2016, 375(13): 1289-1294.

⑥ OTT P A, HU Z, KESKIN D B, et al. An immunogenic personal neoantigen vaccine for patients with melanoma[J]. Nature, 2017, 547(7662): 217-221.

⑦ SAHIN U, DERHOVANESSIAN E, MILLER M, et al. Personalized RNA mutanome vaccines mobilize poly-specific therapeutic immunity against cancer[J]. Nature, 2017, 547(7662): 222-226.

（2）以溶瘤病毒为先导的原位肿瘤疫苗研究

溶瘤病毒为肿瘤的免疫治疗提供了一个新的联合方向。虽然早期的临床研究中很多溶瘤病毒因疗效不显著而失败，但没有发现一例因病毒而引起的严重毒副反应，其安全性得到了验证。越来越多的研究表明，溶瘤病毒不仅会直接破坏肿瘤细胞，还会刺激宿主的抗肿瘤免疫反应。溶瘤病毒可从改变肿瘤微环境，释放细胞因子引起免疫细胞浸润，裂解并释放大量肿瘤抗原、诱导特异性的抗肿瘤反应 3 个方面提高抗肿瘤作用。溶瘤病毒与免疫治疗联用的临床治疗方案也日渐增多，73 个溶瘤病毒的临床研究中就已有 9 个与免疫检查点抑制剂（抗 PD-1、抗 PD-L1 或抗 CTLA-4）联用的方案。2017 年 9 月，*Cell* 发表了溶瘤病毒与免疫治疗联用的令人振奋的结果：UCLA 的研究人员在 1b 期临床试验中证实，PD-1 抗体 Keytruda 与溶瘤病毒疗法 T-VEC 联合治疗黑色素瘤患者，缓解率从单用抗体或 T-Vec 的 35% ~ 40% 提高到 62%，并在有效性提高的同时，联用仍是安全可耐受的[①]。

4. 中国肿瘤疫苗领域的差距分析

目前，国际上肿瘤疫苗研发处于蒸蒸日上的发展态势，全球有 69 家公司正在积极开展肿瘤疫苗研发，除了 22 家上市公司外，还有 18 家初创公司。不同公司的技术领域呈现专业化和细分化趋势，尤其是初创公司几乎都是大学、研究院所的某个前沿的研究成果得到投资而成立，专注于肿瘤疫苗领域的某个研究方向。

近年来，中国基础免疫学得到快速的发展，发表论文的数量和质量不断提升，研究内容涉及基础与临床免疫学的各个领域和前沿热点。国内几十所著名大学和研究机构致力于基础免疫学研究，基本搭建了中国的免疫学研究平台，培养了高水平的研究梯队，涌现了一大批有杰出成果的中青年免疫学家。在 *Nature*、*Science*、*Cell* 等国际一流杂志发表多篇高水平论文。目前，中国免疫治疗 - 疫苗研究领域发表论文和发明专利的数量已居世界前三位。但中国在肿瘤疫苗研发领域的成果转化率偏低，基础与应用脱节现象比较严重。国内大的疫苗公司几乎不关注肿瘤疫苗的研发，相关领域的初创公司凤毛麟角。海欣股份控股子公司海欣生物技术与上海第二军医大学合作研发的“抗原致敏的人树突状细胞（APDC）”是中国首个自主研

① RIBAS A, DUMMER R, PUZANOV I, et al. Oncolytic virotherapy promotes intratumoral T cell infiltration and improves Anti-PD-1 immunotherapy[J]. Cell, 2017, 170(6): 1109-1119.

发的获得 CFDA 批准的、针对晚期大肠癌的治疗性疫苗，除了该疫苗进入Ⅲ期临床试验外，中国很少有其他肿瘤疫苗产品进入后期临床研究阶段。

（四）肿瘤的基因治疗

近几年来，国际基因治疗产业化发展正处于快速突破阶段，基因治疗被 2009 年 Science 杂志评选为全球十大科学进展之一[①]；2015 年，*Nature* 杂志发表“Gene therapy returns to centre stage”，基因治疗现阶段取得重大突破[②]；2018 年，Science杂志发表文章“Gene therapy comes of age”，显示出以重组AAV（Adenovirus Associated Virus，腺相关病毒）载体、基因编辑为代表的基因治疗时代正式来临[③]。近期，严重的 β- 地中海贫血、血友病、脊髓性肌萎缩等重大遗传性疾病的基因治疗取得重大进展，多篇临床研究论文发表在 *NEJM* 上[④⑤]。

1. 总体情况

全球基因治疗临床试验快速发展，截至 2017 年 11 月，全球共注册 2597 项基因治疗临床试验[⑥]，主要集中在欧美地区。其中美国有 1643 项，占比 63%，中国注册 84 项，占比 3%，如图 4-2 所示。目前基因治疗的主要适应证集中在癌症、单基因疾病、感染性疾病和心血管疾病等方面，如图 4-3 所示，其中，针对癌症的基因治疗临床试验方案有 1688 项，约占总数的 65%。

① NALDINI L. A comeback for gene therapy[J]. Science, 2009, 326(5954): 805-806.

② NALDINI L. Gene therapy returns tocentre stage[J]. Nature, 2015, 526(7573): 351-360.

③ DUNBAR C E, HIGH K A, JOUNG J K, et al. Gene therapy comes of age[J]. Science, 2018, 359(6372): 455-460.

④ THOMPSON A A, WALTERS M C, KWIATKOWSKI J, et al. Gene therapy in patient swith transfusion Dependent β -Thalassemia[J]. The new England journal of medicine, 2018, 378(16): 1479-1493.

⑤ GEORGE L A, SULLIVAN S K, GIERMASZ A, et al. Hemophilia B gene therapy with a high-specific activity factor IX Variant[J]. The new England journal of medicine, 2017, 377(23): 2215-2227.

⑥ http://www.abedia.com/wiley/index.html。

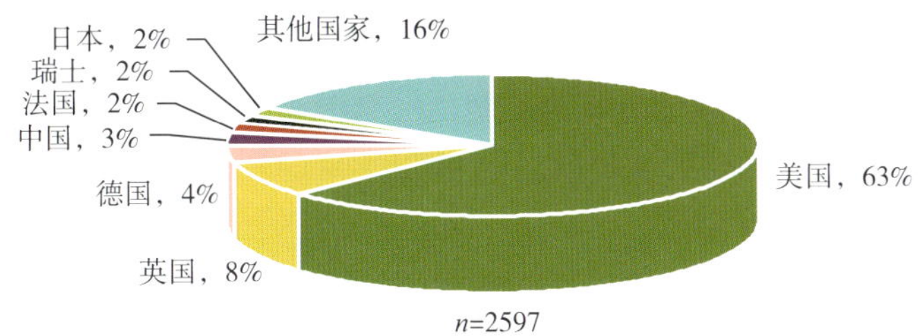

图 4-2　全球基因治疗临床试验方案的国家分布

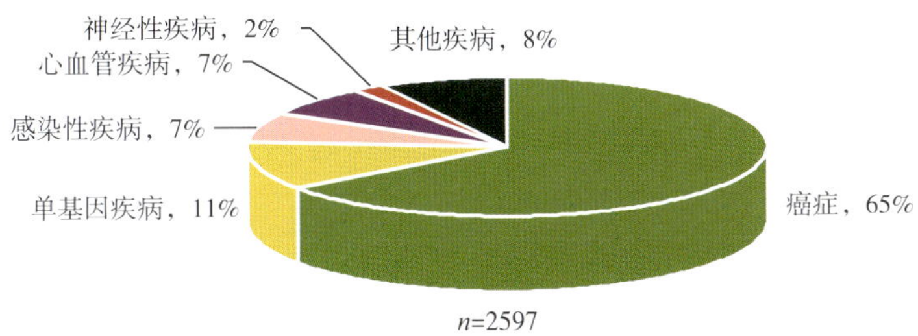

图 4-3　全球基因治疗的适应证分布

截至 2017 年 11 月，全球共批准 2597 项基因治疗产品的临床试验方案，这些基因治疗临床试验主要在临床Ⅰ期和Ⅱ期，两者共占比约 95%。另外，共有 2 项临床Ⅳ期试验，全部集中在中国。如图 4-4 所示。

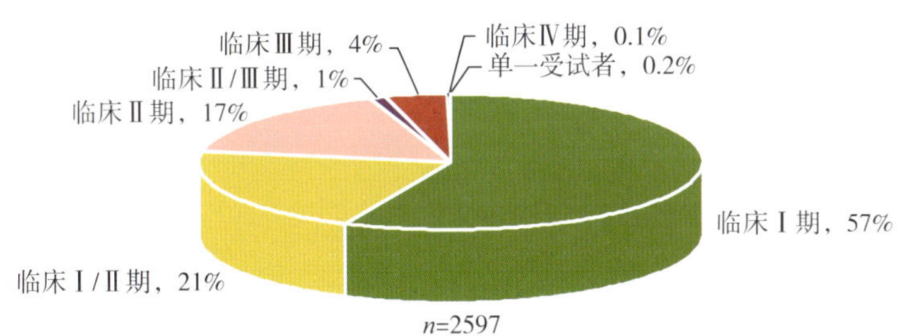

图 4-4　全球基因治疗临床试验方案的临床分期分布

亚洲各国共注册 168 项基因治疗临床试验方案，占全世界比例约 6.5%，主要集中在中国、日本和韩国，其中中国共有 84 项临床试验，占全部亚洲基因治疗临床试验的 50%。如图 4-5 所示在 168 项基因治疗临床试验中，共有 109 项是肿瘤基因治疗，占比约 65%，大部分处于临床研究Ⅰ/Ⅱ期。这 109 项肿瘤基因治疗临床试验方案主要集中在中国、日本和韩国，中国共有 63 项肿瘤基因治疗临床试验，占全部亚洲肿瘤基因治疗临床试验的 58%。

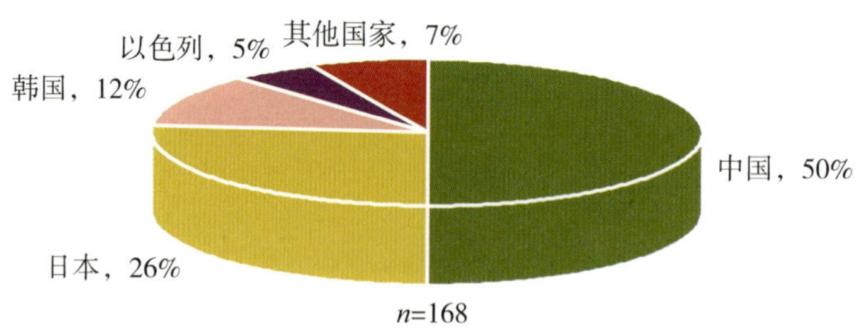

图 4-5 亚洲基因治疗的国家分布

2. 临床应用

随着基因治疗技术的不断突破，基因治疗的产业化快速发展。全球共有 7 个基因治疗产品在中国、美国、欧洲、俄罗斯上市（表 4-3），包括 2015 年 10 月，世界首个溶瘤疱疹病毒产品（T-Vec）被美国 FDA 批准上市①；2016 年 5 月，国际首个干细胞基因疗法 Strimvelis 获欧盟批准上市用于 ADA-SCID 儿童患者的基因治疗；2017 年 12 月，美国 FDA 批准一种重组 AAV 的基因治疗药物 Luxturna 上市，用于治疗遗传性失明，它也是美国批准的第一个直接给药的基因疗法。

表 4-3 全球上市销售的基因治疗产品

国家 / 地区	年份	商品名 / 公司 / 上市地点	适应证
中国	2004 年	今又生（Gendicine）（深圳赛百诺基因技术有限公司）中国上市	头颈部肿瘤
中国	2005 年	安柯瑞（上海三维生物技术有限公司）中国上市	鼻咽癌、肺癌
俄罗斯	2011 年	Neovasculogen（Human Stem Cell Institute）俄罗斯上市	治疗外周动脉疾病（PAD）
欧洲	2012 年	Glybera（荷兰生物技术公司 Uni Qure）欧洲上市	脂蛋白脂酶缺乏症（LPLD）、罕见病
美国	2015 年	T-Vec（Amgen 公司）美国上市	黑色素瘤
欧洲	2016 年	Strimvelis（GSK 公司）欧洲上市	ADA-SCID
美国	2017 年	Luxturna（AAV-RPE65）（Spark Therapeutics 公司）美国上市	遗传性视网膜病变造成的视力丧失

① SHERIDAN C. First oncolytic virus edges towards approval in surprise vote[J]. Nature biotechnology, 2015, 33(6): 569-570.

中国的基因治疗基本与国际同步发展，已经批准了 2 个基因治疗药物上市，16 个基因治疗产品进入了不同的临床研究阶段，其中 3 个在Ⅲ期临床。中国批准上市和进入临床研究的基因治疗产品共 18 个，其中针对恶性肿瘤的基因治疗产品有 14 个，如表 4-4 所示，例如，华中科技大学等研发的肿瘤基因治疗产品——ADV-TK 对肝癌和难治复发性头颈癌都具有显著疗效，正在开展多中心的Ⅲ期临床试验。中山大学等研发的重组人内皮抑素腺病毒注射液（E-10A）治疗晚期头颈鳞癌效果较好，该产品在中国和北美地区开展Ⅲ期临床试验研究，发展前景好。成都康弘生物研发的是治疗头颈部肿瘤的工程化溶瘤腺病毒基因治疗制剂 KH901 已完成Ⅱ期临床试验。此外，四川大学等研发的具有抗肿瘤血管生成的基因治疗产品 EDS01 正在开展Ⅱ期临床试验研究。中国研发的能够表达 GM-CSF 的溶瘤性单纯疱疹病毒 HSV-1 基因治疗载体 OrienX010 可对多种头颈部肿瘤进行基因治疗，目前该产品已经进入了Ⅱ期临床试验阶段。

表 4-4　中国批准上市和处于临床研究阶段的基因治疗产品

产品名称	商品名	研发机构或生产厂家	所处的状态	适应证
重组腺病毒 -p53 抗癌注射液	今又生	深圳赛百诺基因技术有限公司	上市销售	治疗头颈部肿瘤
H101 基因工程腺病毒注射液	安柯瑞	上海三维生物技术有限公司	上市销售	治疗鼻咽癌、肺癌
重组腺病毒载体介导的单纯疱疹病毒胸苷激酶基因制剂（Ad-IK）		华中科技大学、深圳市天达康基因工程有限公司	Ⅲ期临床	治疗肛瘟、肺癌、胃癌、乳腺癌、前列腺癌等
重组人内皮抑素腺病毒注射液（EIOA）		中山大学、广州达博生物科技	Ⅲ期临床	治疗肝癌、胰腺癌、肺癌、肠癌等
重组质粒 - 肝细胞生长因子注射液（PUDK-HGF）		军事医学科学院、光谷人福、武汉人福药业	Ⅲ期临床	治疗肢体动脉闭塞症、肢体静息痛和缺血性溃疡等严重血管疾病
血管靶向性基因治疗——EDS01		四川大学、成都恩多斯、贵州百灵	Ⅱ期临床试验	治疗肿瘤
重组腺病毒 - 肝细胞生长因子注射液（Ad-HGF）		军事医学科学院、天津海秦医药科技发展有限公司	Ⅱ期临床试验	治疗重症缺血性心脏病

续表

产品名称	商品名	研发机构或生产厂家	所处的状态	适应证
肿瘤选择性溶瘤重组腺病毒（KH901）		成都康弘生物科技有限公司	Ⅱ期临床试验完成	治疗头颈部肿瘤
溶瘤重组腺病毒注射液（H103）		上海三维生物技术有限公司	Ⅱ期临床试验	治疗肿瘤
重组人白介素 –2 腺病毒抗癌注射液		成都华神集团	Ⅱ期临床试验	治疗肿瘤
重组人 GM-CSF 单纯疱疹病毒注射液（OrienXO10）		北京奥源和力生物技术有限公司	完成Ⅰ期临床试验	多种肿瘤
肿瘤靶向性重组腺病毒注射液（H102）		上海三维生物技术有限公司	Ⅰ期临床试验	治疗肝癌
重组人 γ－干扰素腺病毒（Ad-rhIFlxbt）		中山大学、广州达博生物	Ⅰ期临床试验	治疗肿瘤
重组 BB-102 腺病毒（P13、GM-CSF、B7-1）		军事医学科学院	Ⅰ期临床试验	治疗肿瘤
重组 AAV-2/ 人凝血因子 IX 注射液		复旦大学	Ⅰ期临床试验	治疗血友病 B
白细胞介素 –2 基因工程胃癌瘤苗		第二军医大学	Ⅰ期临床试验	治疗胃癌
第一代 TK 基因治疗制剂		上海交通大学、上海市肿瘤研究所	Ⅰ期临床试验	治疗脑胶质瘤
血管内皮生长因子基因治疗注射液		北京大学	特殊临床试验	治疗肢体动脉梗塞

重组 AAV 载体是目前最成功的体内基因递送载体，已经有 2 个基因重组 AAV 的基因治疗产品分别于 2012 年和 2017 年被欧盟、美国批准上市，例如，2012 年欧洲第一例上市基因药物 Glybera®（AAV-LDL，治疗脂蛋白脂肪酶缺乏症）。2017 年，美国 FDA 批准了一种新的基因治疗药物 Luxturna。这是美国第一款利用 AAV 作为载体，“体内”直接用药，用于治疗“基因缺失遗传病”的基因治疗药物。它的获批可谓基因治疗用药上的历史性事件。

溶瘤病毒作为一种肿瘤免疫治疗药物具有许多优势，包括它能够选择性地在肿瘤细胞中复制、诱导免疫原性死亡（Immunogenic Cell Death, ICD）、释放肿瘤相关抗原、释放抗肿瘤作用的细胞因子从而激活天然免疫和获得性免疫反应等[①②]。近年来，肿瘤溶瘤病毒治疗产品开发非常热，例如，2011 年 Amgen 公司以 10 亿美元合同价格收购了专业的基因治疗公司——BioVex 公司，而该公司主打产品 T-VEC 是一种能够表达 GM-CSF 并具有特异性溶瘤作用的疱疹病毒，它能靶向裂解肿瘤细胞并激活机体的免疫系统从而杀灭肿瘤细胞，2015 年 8 月底，美国 FDA 正式批准 T-VEC 在美国上市，用于黑色素瘤的治疗。中国在溶瘤病毒研发方面有较好的基础，2005 年，中国 FDA 批准溶瘤病毒产品 ONYX-015（安柯瑞）上市，用于治疗头颈癌，这也是世界上第一个被批准上市的溶瘤病毒产品。此外，中国自主的携带 GM-CSF 的溶瘤腺病毒 (KH901) 用于治疗头颈癌，已经完成 Ⅱ 期临床研究，结果显示安全、有效、耐受性良好。中国研发的重组人 GM-CSF 单纯疱疹病毒注射液（OrienX010）已经进入 Ⅱ 期临床试验阶段，该产品与国外同类产品相比疗效相当，安全性更好，适合于中国人群治疗。

3. 中国肿瘤基因治疗领域的差距分析

中国基因治疗研究及临床试验与世界发达国家几乎同期起步，经过 20 多年的发展，中国基因治疗已经具有较好的基础，有上百个团队开展基因治疗，免疫治疗等生物治疗研究，但这些团队规模都不大，实力不强。因此，中国从事基因治疗研发的平台基地和人才团队还有待于加强，基因治疗产品是非常复杂的药物，涉及多学科交叉，里面涉及很多关键技术、瓶颈技术，包括基因的高效和靶向导入、安全有效的载体、新型基因治疗产品的规模化制备、临床前和临床评价等。目前，中国从事基因治疗研发的平台基地和研发团队大多数规模小、分散。一些国际上主流的基因治疗关键技术还没有完善，例如，基于 AAV 的基因治疗是目前国际上基因治疗研发的热点和主流，但中国还未能建立大规模生产 AAV 的关键技术平台，导致中国研发的 AAV 基因治疗产品非常少，该领域与国外有较大差距。由于基因治疗产品本身

---

① RUSSELL S J, BARBER G N. Oncolytic virusesas antigen-agnostic cancer vaccines[J]. Cancer cell, 2018, 33(4): 599-605.

② TWUMASI-BOATENG K, PETTIGREW J L, KWOK Y Y E, et al. Oncolytic viruses as engineering platforms for combination immunotherapy[J]. Nature reviews cancer, 2018, 18(7): 419-432.

的复杂性，希望 CFDA 在评审时能够基于基因治疗产品自身的科学性，进一步加强与研发单位的沟通，从而加快产品的评审和审批，从而促进中国基因治疗产品的研发进程。

（五）基因编辑技术与肿瘤免疫治疗

1. 总体情况

基因编辑技术是一种新的基因精确修饰改造的技术，它利用工程化核酸酶对特定的基因组 DNA（或 RNA）进行高效率、高特异性的核酸序列的删除、插入和替换，从而对核酸进行精确改造，最终改变生物体性状。基因编辑技术包括 3 种工程化核酸酶，分别是锌指核酸酶（ZFN）、转录激活因子样效应物核酸酶（TALEN）和 CRISPR 核酸酶。自 2012 年 CRISPR 作为一种新的基因编辑技术被首次报道后，由于其操作简便、高效，被生物学界公认为“自聚合酶链式反应（PCR）技术以来最具颠覆性和革命性的生物学突破”。基因编辑技术，不同于以往的生物技术，它不但能够用来深入了解基因功能、解读遗传密码，更重要的它还是能够改写遗传密码的一项颠覆性生物技术，具有划时代的意义。因此，CRISPR 技术在 2012 年、2013 年、2015 年和 2017 年连续被 *Science* 评为年度十大科学进展之一，这是前所未有的。基因编辑技术也是目前生命科学研究深度推进过程中亟须的一把“手术刀”，可以用于探索基因的功能或者修复受损 / 突变的基因，从而用于治疗疾病[①]。

基因编辑在癌症（如白血病、肺癌等）、遗传性疾病（血友病、杜氏肌营养不良、地中海贫血症等）及感染性疾病（艾滋病、乙肝）等重大疾病治疗方面显示出了非常诱人的前景（表 4-5）。最近的统计数据显示，基因编辑技术主要用于癌症治疗，接下来是罕见遗传病、感染性疾病及血液病等。2015 年，3 篇发表在 *Science* 的文章利用 CRISPR 技术移除了杜氏肌营养不良小鼠模型中的致病突变，取得了显著的治疗效果，拉开了基因编辑体内治疗的序幕。基因编辑对于对抗病毒感染展现了神奇的效果，美国 Sangamo BioSciences 公司利用 ZFN 基因编辑技术去除艾滋病患者的 HIV 受体基因，已经在临床 II 期获得了很好的疗效。国内外学者的临床前研究也表明，利用基因编辑技术可以清除顽固的乙肝病毒（HBV）和引起宫颈癌的人乳头瘤

① COX D B T, PLATT R J, ZHANG F. Therapeutic genome editing: prospects and challenges[J]. Nature medicine, 2015, 21(2): 121.

病毒（HPV）等，很有可能成为今后临床治疗病毒感染的常规疗法。除了对抗病毒感染，基因编辑技术还被用来进行寨卡病毒、HPV 病毒及肿瘤细胞突变的检测，可以在不需要测定 DNA 序列的条件下快速检测。有研究通过对小型猪进行基因编辑，去除异种移植的排异相关基因、猪源病毒等，推动了异种器官移植的临床应用步伐，如美国初创公司 eGenesis 已培育出首批敲除猪内源性反转录病毒基因的无“毒”克隆猪，人类有望能在将来的 5 ～ 10 年内建立成熟的异种器官移植技术，走出器官移植供体不足的困境①。除此之外，国内外大量临床前研究和临床研究也显示基因编辑技术在恶性肿瘤、糖尿病、代谢综合征、心脑血管疾病、阿尔茨海默病等神经退行性疾病和视网膜色素变性、黄斑变性等一系列重大疾病、老年疾病的治疗中产生新的革命性治疗方法。2016 年，四川大学华西医院启动全球首个 CRISPR 临床试验，利用 CRISPR 技术编辑的 T 细胞治疗化疗、放疗及其他疗法治疗无效的转移性非小细胞肺癌患者。2015 年 4 月，中山大学团队首次在人类胚胎细胞中进行了基于 CRISPR 技术的基因编辑操作，并于 2017 年 9 月再次报道利用单碱基编辑系统在人类胚胎基因组精确修复特定类型的单碱基突变（地中海贫血症 HBB-28）②。2017 年 11 月，德国和意大利通过反转录病毒结合 CRISPR/Cas9 技术，将 LAMB3 基因导入罹患交界型大疱性表皮松解症（JEB）患者的皮肤细胞，插入细胞的基因组中修复突变的 LAMB3 基因，治愈了患者③。2018 年，宾夕法尼亚大学研究团队首次在非人灵长类中使用重组腺相关病毒（AAV）靶向递送基因编辑技术，敲除肝脏中 PCSK9 基因表达，降低有害胆固醇水平④。最近 *Science* 的一篇研究中，来自美国西南大学的研究人员利用 CRISPR 技术成功治疗了 4 只患有杜氏肌营养不良的狗，并将其肌肉和心脏组织中的营养不良蛋白恢复到正常水平的 92%。这一重大突破进一步推动

① NIU D, WEI H J, LIN L, et al. Inactivation of porcine endogenous retrovirus in pigs using CRISPR-Cas9[J]. Science, 2017, 357(6357): 1303-1307.

② LIANG P, DING C, SUN H, et al. Correction of β-thalassemia mutant by base editor in human embryos[J]. Protein & cell, 2017, 8(11): 811-822.

③ BENATI D, MISELLI F, COCCHIARELLA F, et al. CRISPR/Cas9-Mediated in situcorrection of LAMB3 genein keratinocytes derived from a junctional epidermolysis bullosa patient[J].Molecular therapy, 2018, 26(11): 2592-2603.

④ WANG L, SMITH J, BRETON C, et al. Meganuclease targeting of PCSK9 in macaque liver leads to stable reduction in serum cholesterol[J]. Nature biotechnology, 2018, 36(8): 717-725.

了杜氏肌营养不良临床试验的研究进展①。正是由于基因编辑技术的出现，使很多不治之症有了新的有效的治愈方法，通过基因编辑技术引领的生物医学革命，将极大提高人类的健康水平。据不完全统计，基因编辑技术的初创公司已获得超过10亿美元的风险投资，大大加快了基因编辑技术临床应用的步伐。

2. 基因编辑应用于肿瘤的免疫治疗

作为肿瘤免疫疗法的关键组成部分，免疫检查点阻断疗法颠覆了多种晚期癌症的治疗。2016年6月，美国国立卫生研究院（NIH）咨询委员会批准了美国的首个人体CRISPR基因编辑治疗癌症的临床试验。2016年7月，四川大学华西医院进行世界上首个人类CRISPR基因编辑临床试验，治疗化疗、放疗及其他疗法治疗无效的转移性非小细胞肺癌患者。目前，正在开展的CRISPR临床试验方案都是通过基因编辑技术特异阻断免疫检查点蛋白表达，从而解除其对T细胞免疫应答的抑制作用，能有效提高T细胞的免疫功能，从而发挥更好的抗肿瘤功能。CAR-T和TCR-T是目前最常用的两种免疫细胞疗法。CAR-T治疗是个性化细胞治疗方法，即CAR-T细胞来源于患者自身细胞的改造，任何一个患者的治疗都是不一样的，这一特点大大增加了CAR-T治疗的不确定性。同时也是CAR-T治疗成本居高不下的主要原因。伴随着CRISPR的出现，强强联合，使细胞免疫疗法突破了更多技术瓶颈。最新的研究显示基因编辑技术可用于改造CAR-T细胞，通过基因编辑技术“关闭”导致人体排异反应的基因，将CAR-T细胞制成通用CAR-T（UCART）。UCART在理论上是可以输入到所有患者体内的，不需要做配型，只要遇到同类疾病，UCART可以用于所有患者的治疗。此外，由于所有同种疾病的患者可以使用同一种UCART，这就更有利于CAR-T治疗的标准化②。截至2018年6月，法国Cellectis公司的3款UCART疗法获美国FDA批准进入临床研究。在TCR-T细胞免疫治疗中，由于存在内源和外源2种TCR分子，这种情况容易形成杂合TCR分子，从而可能导致自身免疫性疾病的发生，有效减少杂合TCR分子的形成一直以来都是TCR-T治疗中需要解决的关键问题。利用基因编辑技术在T细胞中敲除内源性TCR基因可为

① AMOASII L, HILDYARD J C W, LI H, et al. Gene editing restores dystrophin expression in a canine model of Duchenne muscular dystrophy[J]. Science, 2018, 362(6410): 86-91.

② JUNE C H, O’CONNOR R S, KAWALEKAR O U, et al. CAR T cell immunotherapy for human cancer[J]. Science, 2018, 359(6382): 1361-1365.

避免杂合 TCR 分子形成提供一种简单有效的方法。2017 年 3 月，斯隆凯特林癌症纪念中心利用 CRISPR/Cas9 成功构建强效 CAR-T 细胞，证实 CRISPR/Cas9 技术能够运送 CAR 基因到 T 细胞基因组中的特定位点上[①]。这种精准的方法能够更强健地构建出 CAR-T 细胞，能够持续更长的时间杀死肿瘤细胞。利用基因编辑工具（如 CRISPR 等）将目的基因定点整合至 T 细胞特定的基因组位点，可有效地避免整合型病毒载体带来的插入突变风险，提高 CAR-T 细胞治疗的安全性。2017 年 11 月，英国卡迪夫大学利用 CRISPR 基因组编辑技术对杀伤性 T 细胞（NK）进行进一步基因改造，将非癌症特异性受体替换为特异性癌细胞的受体，从而实现肿瘤的细胞免疫治疗[②]。2018 年 2 月，华盛顿大学医学院团队使用 CRISPR 技术敲除 CD7 基因改造 T 细胞，经过改造的 T 细胞可以用于治疗 T 细胞恶性肿瘤[③]。2018 年 7 月，美国加州大学旧金山分校的研究人员成功利用电穿孔对人 T 细胞进行 CRISPR 基因编辑，构建出定制的 T 细胞来寻找和杀死黑色素瘤细胞。该项技术将极大地加速基于 CRISPR 的肿瘤免疫疗法的开发[④]。基因编辑技术也被用于筛选获得肿瘤免疫治疗新靶点。2017 年 6 月，来自美国波士顿博德研究所的研究者 CRISPR 进行基因筛选，找出对免疫检查点阻断产生强化或抵抗性的基因。发现多种通路中的基因缺失都可提高肿瘤对免疫疗法的敏感性，其中敲除 PTPN2 基因可通过增强干扰素 γ 介导的抗原呈递和生长抑制效应达到上述效果，该方法有利于筛选预料外通路中的新免疫疗法靶点[⑤]。

3. 中国基因编辑领域的差距分析

目前，中国科学家在基因编辑领域的竞争中一直处于国际并跑水平，部分领域更是世界领先，例如，中国率先利用该项技术建立大鼠、猪、猴等重要人类疾病

---

① EYQUEM J, MANSILLA-SOTO J, GIAVRIDIS T, et al. Targeting a CAR to the TRAC locus with CRISPR/Cas9 enhances tumour rejection[J]. Nature, 2017, 543(7643): 113.

② LEGUT M, DOLTON G, MIAN A A, et al. CRISPR-mediated TCR replacement generates superior anticancer transgenic T-cells[J]. Blood, 2018, 131(3): 311-322.

③ GOMES-SILVA D, SRINIVASAN M, SHARMA S, et al. CD7-edited T cells expressing a CD7-specific CAR for the therapy of T-cell malignancies[J]. Blood, 2017, 130(3): 285-296.

④ ROTH T L, PUIG-SAUS C, YU R, et al. Reprogramming human T cell function and specificity with non-viral genome targeting[J]. Nature, 2018, 559(7714): 405-409.

⑤ MANGUSO R T, POPE H W, ZIMMER M D, et al. In vivo CRISPR screening identifies Ptpn2 as a cancer immunotherapy target[J]. Nature, 2017(547): 413.

动物模型；率先开展人早期胚胎的基因编辑的临床前期研究；在国际上率先开展利用基因编辑技术治疗癌症的临床研究；等等。这些世界领先的基因编辑工作有望在基础和应用方面引领中国新一轮的生物医药创新。从发表论文数量和专利申请数来看，中国基因编辑领域的论文已经仅次于美国，位于世界第二。然而，与美国、欧洲等发达国家和地区相比，中国在基因编辑的原始创新方面和掌握核心专利等方面存在明显差距，中国学者发表论文的影响力和所拥有的专利价值方面和国际顶尖机构相比仍有较大差距。例如，在 ZFN 基因编辑技术领域，美国 Sangamo BioSciences 公司占绝对优势，它对于其核心 ZFN 技术在不同国家（包括中国）递交了多项专利申请，其专利申请与其研发过程和产品管线紧密结构，构筑起了围绕 ZFN 及编辑技术的专利壁垒。目前，该公司的 3 款基于 ZFN 介导的体内基因疗法后续药物已进入临床研究阶段，分别用于血友病、HIV 和黏多糖贮积症。法国 Cellectis 公司利用 TALEN 基因编辑技术开发通用型 CAR-T（UCARTs）。该公司的 3 款通用型 CAR-T 疗法都已进入临床 I 期阶段。

二、存在的主要问题

1. 关键、核心技术，关键材料和设备等严重依赖进口

中国肿瘤免疫治疗研发及产业化相关的大型、高端的精密设备主要依赖进口；关键的试剂、耗材、辅料主要依赖进口；生产用细胞株、菌株、表达载体等主要依赖进口；关键、核心技术掌握在欧美日等发达国家手中；药物研发的靶点、原创性设计大部分来自国外。从上游载体和细胞株构建一直到下游的规模化制备等所需原材料与设备几乎全部来自国外，而且国外公司掌握的很多核心技术、标准等已经发展成为行业内的标准，从而加大了国产化的难度。一方面进口产品的供应权目前主要掌握在上游生产者手中，下游生产企业在购买和使用等方面比较被动；另一方面，使用进口产品的成本相对较高，国内企业具有较低的议价权，如果上游生产者随时提价，将直接带来生物药成本的显著增加。而且随着近年来贸易保护主义等不确定风险因素加大，这些进口材料与设备所需费用升高，进一步增加了国内生物制药企业的成本负担。

2. 基础研究的原创性不够

肿瘤免疫治疗不单涉及基础免疫理论的研究，还需要新靶点发现与功能研究及

评价方法学的辅助和支撑。靶点发现是最基础的研究工作，具有投入大、周期长、风险高、收益少的特点，难以获得经费上的持续投入。缺少自主创新靶点，就很难开发出 First-in-class 的药物，始终处于对国外的跟跑和模仿。例如，美国总投资 3.75 亿美元实施的“癌症基因组图集”（The Cancer Genome Atlas，TCGA）计划发现了近 1000 万个癌症相关突变，促进了癌症相关新靶点的发现，进而推动了后续精准医疗的启动。此外，靶点功能学、蛋白质科学等研究基础薄弱，制约了研发者对靶点功能与疾病关系的理解，难以设计出完全创新的原创药物。国内成药性评价、筛选平台、评价工具等领域的基础研究几乎空白，所采用的方法学和研究工具绝大多数参考国外，导致研发速度始终低于国外先进机构。

3. 探索性转化研究缺乏

探索性转化研究往往专注于新靶点、新结构，由于缺乏成熟的技术路线或理论支持，研究方向容易出现偏差，因此失败风险较高。受到科研成果和市场价值驱动，高校、科研院所往往热衷于基础研究，而企业偏好应用研究。由于探索性转化研究涉及基础理论研究较少，导致国内高校和科研院所不愿意积极涉足；而探索性转化研究又偏向于药物研发的前期、失败风险高，国内企业受限于研发资金投入也不愿积极探索。而探索性转化研究作为基础研究和应用开发之间的衔接，对于原创药物的研发起着十分关键的作用。目前看来，创新药研发的高昂投入是制约国内探索性转化研究的重要因素。例如，开发一个抗癌新药的成本中位数为 6.48 亿美元，而肿瘤免疫治疗的抗癌药物投入更大，这对于国内药企来说几乎是不可能的投入。国内 A 股上市生物医药企业的研发投入占营收比重不到 5%，而全球 TOP 10 的制药企业的研发投入占营收比重超过 15%。例如，默克制药 2017 年研发费用为 102.08 亿美元，占营收的 25.44%，是国内 A 股上市药企研发支出的 2.49 倍；诺华研发费用 89.72 亿美元，占营收的 17.9%，是国内 A 股上市药企研发支出的 2.19 倍。而且，国内抗体企业大都从事仿制药（Biosimilar），研发投入的很大一部分用于与原研药的一致性评价，而非创新药的探索。

4. 关键技术平台的能力不足

抗体、免疫细胞治疗、肿瘤疫苗等创新药物的候选分子的筛选耗时、耗力，国内机构缺乏先进的筛选平台，也导致很多国内机构不愿意从事创新药物的研发。而国外大公司普遍具有先进的自动化、高通量筛选平台，极大节省了人力成本和时间成本。因此，国外抗体等生物药的研发始终能处于行业领先地位。例如，国外很早就把表面等离子共振（SPR）和生物膜干涉（BIL）技术用于抗体的结合动力学评价，高表达单克隆自动挑选系统（ClonePix）和工艺筛选系统（ambr 微型生物反应器）等高通量研究工具和技术维护均严重依赖进口，导致国内机构的筛选平台始终与国外保持代差。由于肿瘤免疫的复杂性，导致动物体内的肿瘤免疫微环境很难模拟临床患者体内的真实情况，这增加了疗效评价的难度。国外已普遍采用自发性肿瘤模型、人源靶点转基因模型来提升肿瘤免疫药物评价的可靠性。而国内动物模型领域发展滞后，进口动物模型价格昂贵，转而采用其他可替代方式，不利于药物评价的可靠性，这可能会增加临床试验失败的风险。

三、未来重要发展方向

1. 抗体药物研发

突破新靶点筛选与验证、新型抗体设计及抗体筛选关键技术；突破抗体高效表达、大规模制备和纯化技术，构建适合抗体药物免疫治疗评价的动物模型；针对更多的肿瘤免疫检查点，研发创新抗体药物；开展高效、低毒的 ADC- 偶联抗体药物研发及产业化；开展双特异性抗体、纳米抗体等新型抗体药物研发。

2. CAR-T 细胞治疗研发

寻找新的 CAR-T 细胞治疗靶点，开发多靶点 CAR-T 细胞治疗产品，进一步解决 CAR-T 细胞治疗后的复发和耐药问题，从而进一步提高疗效；突破实体肿瘤的 CAR-T 细胞治疗关键技术、通用型的 CAR-T 细胞治疗关键技术、全自动化和规模化的 CAR-T 制备技术，研发新型、高效、低毒的 CAR-T 细胞治疗产品，并进一步缩短 CAR-T 细胞制备和质控时间，降低治疗费用。

3. 肿瘤治疗性疫苗研发

突破“结构生物学指导疫苗设计”关键技术、疫苗的“合成生物学”关键技术、反向疫苗学新技术、疫苗新靶标发现关键技术、新型佐剂研究技术，基于肿瘤新抗原的疫苗设计技术，开展基于组学的个体化肿瘤疫苗研究及转化，开展抗原或基因修饰的肿瘤细胞疫苗研发，开展通用型的肿瘤疫苗研发，开展肿瘤原位疫苗研发等。

4. 肿瘤基因治疗与基因编辑技术

发现更多具有治疗潜力的新基因、新靶点、新载体；重点加强重组 AAV 关键技术研究和重点产品开发，特别是突破重组 AAV 的规模化生产关键技术，并降低生产成本；加强基因治疗相关的体内靶向性递送关键技术研究及重点产品研发；开展靶向溶瘤技术研究，突破溶瘤病毒全身给药关键技术，研发新一代安全、高效的靶向溶瘤病毒治疗产品；重点发展新的 CRISPR/Cas9 等基因编辑技术及临床转化。

5. 加强中国肿瘤免疫治疗产品的临床研究

加强肿瘤免疫治疗产品的临床研究基地和人才队伍建设，重点开展肿瘤免疫治疗产品，特别是细胞治疗、基因治疗产品的临床毒性评价研究、体内药代动力学研究、标记及体内示踪等技术研究；开展多中心随机双盲对照研究；加强开展国际多中心的临床试验研究。

6. 综合大平台及能力建设

建设拥有多学科交叉、综合性、大型的并具有国际先进水平的综合大平台，通过高校、研究机构、大型综合性医院、企业、资本等的合作，建立涵盖肿瘤免疫治疗产品研发“上、中、下游”完整的“技术链”和全链条、一体化设计的“产业链”，特别重视原创性研究、目标产品的自主创新、重点产品的中试生产和质量控制等研究，加快原创技术或产品的成果转化和临床应用，从而加强中国肿瘤免疫治疗研发全链条的能力建设，并形成示范工程，推动中国肿瘤免疫治疗的原始创新、成果转化并提高整体水平和国际竞争力。

图表索引

附　录

附录 A　2017 年中国医学相关政策文件

表 A1　国家临床医学研究中心管理文件

	文件名称	文号	发布单位	发布时间
1	国家临床医学研究中心五年（2017—2021 年）发展规划	国科发社〔2017〕204 号	科技部、原国家卫生计生委、军委后勤保障部、原国家食品药品监管总局	2017 年 7 月 19 日
2	国家临床医学研究中心管理办法（2017 年修订）			
3	国家临床医学研究中心运行绩效评估方案（试行）			

表 A2　其他医学相关政策文件

	文件名称	文号	发布单位	发布时间
1	“十三五”国家医学中心及国家区域医疗中心设置规划	国卫医发〔2017〕3 号	原国家卫生计生委	2017 年 1 月 22 日
2	国家卫生计生委关于开展医疗联合体建设试点工作的指导意见	国卫医发〔2016〕75 号	原国家卫生计生委	2017 年 1 月 23 日
3	国务院办公厅关于推进医疗联合体建设和发展的指导意见	国办发〔2017〕32 号	国务院办公厅	2017 年 4 月 26 日
4	“十三五”生物技术创新专项规划	国科发社〔2017〕103 号	科技部	2017 年 5 月 10 日
5	“十三五”健康产业科技创新专项规划	国科发社〔2017〕149 号	科技部、国家发展改革委、工业和信息化部、原国家卫生计生委、国家体育总局、原国家食品药品监管总局	2017 年 5 月 26 日

续表

	文件名称	文号	发布单位	发布时间
6	“十三五”中医药科技创新专项规划	国科发社〔2017〕146 号	科技部、国家中医药管理局	2017 年 6 月 12 日
7	“十三五”医疗器械科技创新专项规划	国科办社〔2017〕44 号	科技部办公厅	2017 年 6 月 12 日
8	“十三五”卫生与健康科技创新专项规划	国科发社〔2017〕147 号	科技部、原国家卫生计生委、国家体育总局、原国家食品药品监管总局、国家中医药管理局、中央军委后勤保障部	2017 年 6 月 13 日
9	关于加强药事管理转变药学服务模式的通知	国卫办医发〔2017〕26 号	原国家卫生计生委办公厅、国家中医药管理局办公室	2017 年 7 月 12 日
10	国家科技创新基地优化整合方案	国科发基〔2017〕250 号	科技部、财政部、国家发展改革委	2017 年 8 月 18 日
11	医疗机构临床路径管理指导原则	国卫医发〔2017〕49 号	原国家卫生计生委、国家中医药管理局	2017 年 8 月 31 日

附录 B 中国合格评定国家认可委员会（CNAS）认定的医学实验室

序号	医学实验室
1	中国人民解放军海军第 971 医院（原中国人民解放军第四〇一医院）检验科
2	金华市中心医院检验科
3	青岛市城阳区人民医院检验科
4	上海千麦博米乐医学检验所有限公司
5	山西省人民医院检验科
6	黄石市中医医院（市传染病医院）医学检验科
7	柳州市工人医院检验科
8	江苏省中西医结合医院检验科
9	首都医科大学附属北京儿童医院检验中心
10	广州华银医学检验中心有限公司
11	太原金域临床检验有限公司
12	长沙迪安医学检验所有限公司
13	广州金域医学检验中心有限公司实验诊断部
14	辽宁省人民医院检验医学科
15	武汉迪安医学检验实验室有限公司
16	天津市第三中心医院检验科
17	石家庄市第五医院检验科
18	上海市东方医院检验科
19	武汉兰卫医学检验实验室有限公司
20	中国人民解放军第二〇二医院检验科
21	北京艾迪康医学检验实验室有限公司
22	中国人民解放军南京军区南京总医院全军临床检验医学研究所
23	南宁市妇幼保健院检验科
24	湖州市中心医院检验科
25	中国福利会国际和平妇幼保健院检验科
26	中国中医科学院西苑医院检验科
27	中国中医科学院望京医院检验科
28	北京中医药大学东直门医院检验科

续表

序号	医学实验室
29	武汉艾迪康医学检验所有限公司
30	北华大学附属医院检验科
31	湖南省人民医院检验科
32	澳门特别行政区政府卫生局公共卫生化验所
33	河南省人民医院病理科
34	成都艾迪康医学检测实验室有限公司
35	佛山市禅城区中心医院有限公司检验科
36	北京大学深圳医院检验科
37	武汉亚洲心脏病医院检验医学中心
38	西京医院检验科
39	上海市徐汇区大华医院检验科
40	西安交通大学医学院第一附属医院检验科
41	天津市第一中心医院检验科
42	连云港市第二人民医院医学检验科
43	天津迪安执信医学检验所有限公司
44	第三军医大学第三附属医院检验科
45	黑龙江迪安医学检验所有限公司
46	吉林大学第一医院检验科
47	上海市东方医院南院医学检验科
48	荆州市中心医院检验医学部
49	贵州省人民医院检验科
50	天津医科大学总医院空港医院检验科
51	上海兰卫医学检验所股份有限公司
52	东阳市人民医院检验科
53	天津市宝坻区人民医院医学检验科
54	上海市肺科医院检验科
55	内蒙古民族大学附属医院检验科
56	昆山迪安医学检验实验室有限公司
57	长沙兰卫医学检验所有限公司
58	北京市海淀医院检验科
59	海军总医院检验科

续表

序号	医学实验室
60	首都医科大学附属北京世纪坛医院临床检验中心
61	重庆医科大学附属第一医院检验科
62	武汉千麦医学检验所有限公司
63	绍兴市人民医院临床检验中心
64	烟台毓璜顶医院检验科
65	石家庄平安医院有限公司实验诊断学部
66	沈阳艾迪康医学检验所有限公司
67	北京中医药大学东直门医院核医学科
68	南京艾迪康医学检验所有限公司
69	东昌府区妇幼保健院检验科
70	西南医科大学附属医院医学检验部
71	中国人民解放军兰州军区兰州总医院检验科
72	珠海市人民医院检验科
73	甘肃省人民医院检验中心
74	新疆维吾尔自治区人民医院临床检验中心
75	天津艾迪康医学检验所有限公司
76	北京大学第三医院检验科
77	济南齐鲁医学检验有限公司
78	沈阳金域医学检验所有限公司
79	河北医科大学第二医院检验科
80	青海红十字医院检验科
81	复旦大学附属华山医院检验科
82	中国人民解放军第二军医大学东方肝胆外科医院检验科
83	新疆维吾尔自治区中医医院临床检验中心
84	中日友好医院检验科
85	首都医科大学宣武医院检验科
86	北京大学第一医院检验科
87	天津市宁河区医院检验科
88	中国人民解放军联勤保障部队第九一〇医院（原中国人民解放军第 180 医院）检验科
89	厦门湖里国宇门诊部有限公司检验科
90	浙江大学医学院附属第一医院检验科

续表

序号	医学实验室
91	上海市第一人民医院宝山分院检验科
92	南昌艾迪康医学检验实验室有限公司
93	上海市松江区中心医院检验科
94	三二〇一医院微生物免疫检验科
95	柳州市工人医院输血科
96	石家庄市第一医院检验科
97	浙江大学医学院附属第四医院检验医学中心
98	宜昌市红十字中心血站
99	佛山市中医院检验医学中心
100	青海省人民医院检验科
101	长治医学院附属和平医院检验科
102	重庆市垫江县中医院检验科
103	中国人民解放军第三〇二医院临床检验中心
104	中国中医科学院广安门医院检验科
105	北京天坛医院实验诊断中心
106	东莞康华医院有限公司检验科
107	中国医学科学院北京协和医院检验科
108	上海市第十人民医院检验科
109	杭州迪安医学检验中心有限公司
110	南京迪安医学检验所有限公司
111	北京爱普益医学检验中心有限公司
112	山东省千佛山医院检验科
113	北京大学口腔医学院检验科
114	绵阳市中心医院检验科
115	西安友谊医学检验所有限责任公司
116	中南大学湘雅三医院检验科
117	宁波市第一医院检验科
118	天津市胸科医院检验科
119	合肥金域医学检验所有限公司
120	福州金域医学检验所有限公司
121	首都儿科研究所附属儿童医院检验科

续表

序号	医学实验室
122	南方医科大学南方医院检验科
123	上海市普陀区中心医院检验科
124	上海长征医院临床实验诊断科
125	上海枫林医药医学检验有限公司
126	大庆油田总医院检验科
127	上海艾迪康医学检验所有限公司
128	天津市北辰医院检验科
129	南昌大学第一附属医院检验科
130	武汉康圣达医学检验所有限公司
131	北京大学人民医院检验科
132	首都医科大学附属北京中医医院检验科
133	南京鼓楼医院检验科
134	南京鼓楼医院输血科
135	南京鼓楼医院核医学科
136	黑龙江中医药大学附属第一医院检验科
137	天津金域医学检验所有限公司
138	天津市中医药研究院附属医院检验科
139	十堰市中心血站
140	杭州千麦医学检验所有限公司
141	台山市人民医院检验科
142	四川大学华西第二医院临床检验科
143	安徽医科大学第一附属医院检验科
144	广西金域医学检验实验室有限公司
145	郑州金域临床检验中心
146	郴州市第一人民医院检验医学中心
147	北京中同蓝博临床检验所
148	吉林艾迪康医学检验所有限公司
149	济南艾迪康医学检验中心有限公司
150	宁夏医科大学总医院医学实验中心
151	遵义医学院附属医院医学检验科
152	武汉大学人民医院（湖北省人民医院）医学检验科

续表

序号	医学实验室
153	广州康都临床检验所
154	重庆医科大学附属第二医院检验科
155	北京积水潭医院检验科
156	西安金域医学检验所有限公司
157	重庆金域医学检验所有限公司
158	牡丹江市第一人民医院检验科
159	兴安盟人民医院检验科
160	上海裕隆医学检验所股份有限公司
161	中国医学科学院肿瘤医院病理科
162	保山市人民医院检验科
163	大连医科大学附属第二医院检验科
164	遵义市第一人民医院检验科
165	长沙金域医学检验所有限公司
166	郑州颐和医院检验医学中心
167	武汉大学中南医院医学检验科
168	河南省洛阳正骨医院医学检验中心
169	天津医科大学肿瘤医院检验科
170	新疆维吾尔自治区喀什地区第二人民医院检验科
171	上海市浦东新区公利医院检验科
172	北京迪安医学检验实验室有限公司
173	合肥艾迪康临床检验所有限公司
174	哈尔滨市血液中心
175	天津市第五中心医院检验科
176	上海市公共卫生临床中心检验医学科
177	北京中医药大学东方医院检验科
178	河北医科大学第四医院检验科
179	深圳市南山区人民医院检验科
180	北京洛奇临床检验所股份有限公司
181	广东省中医院二沙岛分院检验科
182	山西医科大学第一医院医学检验科
183	长沙艾迪康医学检验所有限公司

续表

序号	医学实验室
184	天津港（集团）有限公司天津港口医院检验科
185	广东省中医院检验科
186	厦门市妇幼保健院医学检验科
187	广东省中医院大学城医院检验科
188	新疆生产建设兵团医院医学检验科
189	上海交通大学医学院附属仁济医院检验科
190	南昌大学第二附属医院检验科
191	上海市中西医结合医院检验科
192	华中科技大学同济医学院附属同济医院检验科
193	厦门大学附属第一医院检验科
194	上海金域医学检验所有限公司
195	大连市血液中心
196	中国医学科学院血液病医院临床检测中心
197	常熟市医学检验所
198	青海省中医院检验科
199	广东省中医院芳村医院检验科
200	四川大家医学检测有限公司
201	浙江大学医学院附属儿童医院实验检验中心
202	中国人民解放军沈阳军区总医院检验医学中心
203	济南迪安医学检验中心有限公司
204	浙江省人民医院检验中心
205	广州达安临床检验中心有限公司
206	深圳市血液中心
207	首都医科大学附属北京佑安医院临床检验中心
208	中国医科大学附属第一医院检验科
209	哈尔滨医科大学附属第一医院检验科
210	江苏大学附属医院医学检验科
211	广州市妇女儿童医疗中心检验部
212	青岛市中心血站
213	深圳市妇幼保健院检验科
214	济南金域医学检验中心有限公司

续表

序号	医学实验室
215	南京金域医学检验所有限公司
216	马鞍山市临床检验中心
217	浙江省中医院检验科
218	天津市天津医院检验科
219	昆明医科大学第二附属医院医学检验科
220	宁波美康盛德医学检验所有限公司
221	辽宁中医药大学附属第二医院检验科
222	沈阳迪安医学检验所有限公司
223	成都中医药大学附属医院（四川省中医院）检验科
224	南京市第一医院医学检验科
225	浙江医院医学检验科
226	杭州艾迪康医学检验中心有限公司
227	杭州市第一人民医院检验科
228	复旦大学附属肿瘤医院病理科
229	复旦大学附属妇产科医院检验科
230	贵州金域医学检验中心有限公司
231	重庆迪安医学检验中心有限公司
232	上海交通大学医学院附属上海儿童医学中心检验科
233	盘锦市中心医院医学检验科
234	北京海思特临床检验所有限公司
235	杭州金域医学检验所有限公司
236	上海市儿童医院检验科
237	淮安市第一人民医院检验科
238	江苏省人民医院检验学部
239	大连医科大学附属第一医院检验科
240	第三军医大学西南医院检验科
241	山西省儿童医院（山西省妇幼保健院）临床医学检验中心
242	成都高新达安医学检验有限公司
243	重庆市第三人民医院检验科
244	山东大学齐鲁医院检验科
245	上海迪安医学检验所有限公司

续表

序号	医学实验室
246	上海交通大学医学院附属瑞金医院临床实验诊断中心
247	昆明金域医学检验所有限公司
248	上海市宝山区中西医结合医院检验科
249	中国人民解放军总医院输血科
250	复旦大学附属肿瘤医院检验科
251	上海中医药大学附属曙光医院检验科
252	上海长海医院实验诊断科
253	天津市人民医院检验学部
254	首都医科大学附属北京安贞医院检验科
255	陆军军医大学第二附属医院检验科
256	广州中医药大学第一附属医院检验科
257	福建省立医院检验科
258	新疆医科大学第一附属医院医学检验中心
259	苏州市立医院核医学科
260	华中科技大学同济医学院附属协和医院检验科
261	中国人民解放军第一七五医院检验科
262	湖北省中医院检验科
263	长沙市中心医院检验科
264	湖南省肿瘤医院检验科
265	杭州师范大学附属医院医学检验科
266	中国人民解放军总医院医学检验中心
267	中南大学湘雅医院检验科
268	第四军医大学西京医院病理科
269	中国人民解放军总医院海南分院检验中心
270	辽宁中医药大学附属医院临床检验中心
271	上海中医药大学附属龙华医院检验科
272	山东中医药大学附属医院检验科
273	吉林金域医学检验所有限公司
274	长春中医药大学附属医院检验科
275	上海市精神卫生中心检验科
276	复旦大学附属中山医院检验科

续表

序号	医学实验室
277	郴州市第三人民医院检验医学中心
278	南京临床核医学中心实验诊断部
279	中国医科大学附属盛京医院检验科
280	永康市第一人民医院检验科
281	上海市同济医院检验科
282	山东省胸科医院检验科
283	内蒙古医科大学附属医院检验科
284	安徽中医药大学第一附属医院检验中心
285	沈阳中心血站（辽宁省血液中心）
286	温州医科大学附属第一医院医学检验中心
287	台州恩泽医疗中心（集团）浙江省台州医院检验科
288	丽水市人民医院医学检验中心
289	兴义市人民医院医学检验科
290	泰达国际心血管病医院检验科
291	中南大学湘雅二医院检验科
292	首都医科大学附属北京同仁医院检验科
293	北京医院检验科
294	昆明医科大学第一附属医院医学检验科
295	福建医科大学附属第一医院检验科
296	襄阳市中心医院医学检验部
297	江苏省中医院检验科
298	吉林大学中日联谊医院检验科
299	四川金域医学检验中心有限公司
300	内蒙古林业总医院检验科
301	深圳华大临床检验中心有限公司
302	浙江大学医学院附属第二医院检验科
303	上海市杨浦区市东医院检验科
304	佛山迪安医学检验所有限公司
305	中国人民解放军南京军区福州总医院检验科
306	上海市杨浦区中心医院检验科
307	中山市人民医院检验医学中心

续表

序号	医学实验室
308	四川省医学科学院（四川省人民医院）检验科
309	上海达安医学检验所有限公司
310	福州艾迪康医学检验所有限公司
311	临沂市人民医院临床检验科
312	厦门大学附属中山医院检验科
313	湖北省黄石市中心医院医学检验科
314	首都医科大学附属北京朝阳医院检验科
315	佛山市第一人民医院检验科
316	哈尔滨医科大学附属第四医院医学检验科
317	上海市杨浦区中心医院（安图分部）检验科
318	中国人民解放军济南军区总医院实验诊断科
319	华东医院检验科

信息来源：由“中国合格评定国家认可委员会”网站（http://www.cnas.org.cn/）整理而得。
数据采集时间：2018 年 8 月 1 日。

附录 C　国家临床医学研究中心名录

序号	临床中心	依托单位
1	国家心血管疾病临床医学研究中心	中国医学科学院阜外医院
2		首都医科大学附属北京安贞医院
3	国家神经系统疾病临床医学研究中心	首都医科大学附属北京天坛医院
4	国家慢性肾病临床医学研究中心	中国人民解放军南京军区南京总医院
5		中国人民解放军总医院
6		南方医科大学南方医院
7	国家恶性肿瘤临床医学研究中心	中国医学科学院肿瘤医院
8		天津医科大学肿瘤医院
9	国家呼吸系统疾病临床医学研究中心	广州医科大学附属第一医院
10		北京医院
11		首都医科大学附属北京儿童医院
12	国家代谢性疾病临床医学研究中心	中南大学湘雅二医院
13		上海交通大学医学院附属瑞金医院
14	国家精神心理疾病临床医学研究中心	北京大学第六医院
15		中南大学湘雅二医院
16		首都医科大学附属北京安定医院
17	国家妇产疾病临床医学研究中心	中国医学科学院北京协和医院
18		华中科技大学同济医学院附属同济医院
19		北京大学第三医院
20	国家消化系统疾病临床医学研究中心	第四军医大学西京医院
21		首都医科大学附属北京友谊医院
22		第二军医大学长海医院
23	国家口腔疾病临床医学研究中心	上海交通大学医学院附属第九人民医院
24		四川大学华西口腔医院
25		北京大学口腔医院
26		第四军医大学口腔医院
27	国家老年疾病临床医学研究中心	中国人民解放军总医院
28		中南大学湘雅医院

续表

序号	临床中心	依托单位
29	国家老年疾病临床医学研究中心	四川大学华西医院
30		北京医院
31		复旦大学附属华山医院
32		首都医科大学宣武医院

附录 D 国家重点研发计划“重大慢性非传染性疾病防控研究”重点专项 2016—2017 年度立项项目清单

表 D1 2016 年度立项项目

序号	项目编号	项目名称	项目承担单位	项目负责人	中央财政经费 / 万元
1	2016YFC1300100	肥胖和高血压的生活方式和营养干预技术及策略应用研究	北京市石景山区高血压联盟研究所	周宪梁	1147
2	2016YFC1300200	心脑血管疾病营养及行为干预关键技术及应用策略研究	北京大学	武阳丰	1032
3	2016YFC1300300	冠状动脉粥样硬化病变早期识别和风险预警的影像学评价体系研究	中国人民解放军总医院	陈韵岱	1038
4	2016YFC1300400	冠状动脉粥样硬化病变早期识别和风险预警的影像学评价体系研究	中国医学科学院阜外医院	吕滨	830
5	2016YFC1300500	脑小血管病发病机制及临床评估关键技术研究	中国科学技术大学	申勇	1107
6	2016YFC1300600	慢性脑小血管病发病机制及临床诊治新策略研究	中山大学	王敏	1107
7	2016YFC1300700	颅内动脉瘤破裂出血早期规范治疗和未破裂动脉瘤出血风险的研究	中国人民解放军第二军医大学	黄清海	882
8	2016YFC1300800	颅内动脉瘤破裂出血早期规范治疗和未破裂动脉瘤出血风险的研究	首都医科大学宣武医院	张鸿祺	882
9	2016YFC1300900	急慢性心力衰竭生命支持技术应用评价研究	中国医学科学院阜外医院	胡盛寿	1101

续表

序号	项目编号	项目名称	项目承担单位	项目负责人	中央财政经费 / 万元
10	2016YFC1301000	急慢性心力衰竭生命支持技术应用评价研究	首都医科大学附属北京安贞医院	董建增	881
11	2016YFC1301100	急性心肌梗死全程心肌保护体系构建及关键技术研究	哈尔滨医科大学	于波	1051
12	2016YFC1301200	急性心肌梗死全程心肌保护体系研究	复旦大学	葛均波	1051
13	2016YFC1301300	冠心病血栓事件预测及优化干预技术研究	中国人民解放军沈阳军区总医院	王效增	1003
14	2016YFC1301400	基于大数据的人体健康管理系统在冠心病抗栓治疗中的应用	中国人民解放军总医院	高长青	902
15	2016YFC1301500	急性缺血性卒中再灌注治疗关键技术与流程改进研究	首都医科大学附属北京天坛医院	缪中荣	940
16	2016YFC1301600	数字化脑血流储备功能诊断评估技术及其应用研究	吉林大学	杨弋	875
17	2016YFC1301700	数字化脑血流储备功能诊断评估技术及其应用研究	首都医科大学宣武医院	焦力群	875
18	2016YFC1301800	复杂性脑血管疾病复合手术新模式治疗技术研究	首都医科大学附属北京天坛医院	王硕	863
19	2016YFC1301900	先天性心脏病微创治疗临床路径优化研究	中国人民解放军第四军医大学	俞世强	866
20	2016YFC1302000	心血管外科临床路径优化研究	中国医学科学院阜外医院	郑哲	866
21	2016YFC1302100	细胞稳态破坏导致肿瘤发生的分子机制	中国医学科学院肿瘤医院	刘芝华	1065

续表

序号	项目编号	项目名称	项目承担单位	项目负责人	中央财政经费 / 万元
22	2016YFC1302200	胃癌发生的分子基础研究	中国人民解放军第三军医大学	董辉	958
23	2016YFC1302300	长非编码 RNA 在微环境调控肿瘤发生发展中的作用和机制研究	中山大学	宋尔卫	986
24	2016YFC1302400	肿瘤微环境 – 内在驱动分子互动机制与干预途径	中国医科大学	曹流	936
25	2016YFC1302500	中国主要恶性肿瘤的危险因素监测及控制关键技术研究	中国医学科学院肿瘤医院	张亚玮	930
26	2016YFC1302600	以精准防控为导向基于大数据的主要恶性肿瘤危险因素监测及控制关键技术研究	中国疾病预防控制中心	吴静	837
27	2016YFC1302700	恶性肿瘤高危人群识别及预防策略的研究	中山大学	贾卫华	985
28	2016YFC1302800	消化道恶性肿瘤（食管癌、胃癌、大肠癌）高危人群识别及高危人群预防研究	中国医学科学院肿瘤医院	王贵齐	985
29	2016YFC1302900	宫颈癌筛查与干预新技术及方案的研究	浙江大学	吕卫国	903
30	2016YFC1303000	乳腺癌、宫颈癌筛查及干预技术研究	辽宁省肿瘤医院	朴浩哲	857
31	2016YFC1303100	卵巢癌临床关键问题导向的诊疗标志物验证及应用研究	复旦大学	徐丛剑	951
32	2016YFC1303200	消化道肿瘤诊疗生物标志物验证及应用研究	中国人民解放军第四军医大学	聂勇战	951

续表

序号	项目编号	项目名称	项目承担单位	项目负责人	中央财政经费 / 万元
33	2016YFC1303300	基于组学特征的肺癌免疫治疗疗效预测指标的构建和验证	上海交通大学	陆舜	951
34	2016YFC1303400	恶性肿瘤免疫治疗关键技术研究	中国人民解放军第三军医大学	钱程	1090
35	2016YFC1303500	恶性肿瘤免疫治疗关键技术研究	中国人民解放军第二军医大学	万涛	981
36	2016YFC1303600	消化道癌的立体多层次临床路径优化研究	中国人民解放军总医院	令狐恩强	891
37	2016YFC1303700	卵巢癌治疗方案及临床路径优化研究	中国医学科学院肿瘤医院	吴令英	891
38	2016YFC1303800	肺癌诊疗方案及临床路径优化研究	广东省人民医院	周清	891
39	2016YFC1303900	慢阻肺危险因素、病因与发病机制研究	中日友好医院	王辰	725
40	2016YFC1304000	基于临床生物信息学技术的慢阻肺危险因素、病因与发病机制研究	温州医科大学附属第一医院	陈成水	653
41	2016YFC1304100	慢阻肺早期药物干预效果评价及有效药物筛选	广州医科大学附属第一医院	冉丕鑫	591
42	2016YFC1304200	慢阻肺急性加重救治体系和支持技术应用效果评价及优化研究	广州医科大学附属第一医院	罗远明	567
43	2016YFC1304300	慢阻肺急性加重预警与救治体系构建研究	中日友好医院	詹庆元	567
44	2016YFC1304400	慢阻肺并发症和合并疾病的诊治技术研究	中国医学科学院阜外医院	何建国	546

续表

序号	项目编号	项目名称	项目承担单位	项目负责人	中央财政经费 / 万元
45	2016YFC1304500	慢阻肺并发症和合并疾病的诊治技术研究	中国医科大学附属第一医院	康健	518
46	2016YFC1304600	慢阻肺预防、诊断和治疗分级质控体系建设及效果评价研究	北京医院	孙铁英	693
47	2016YFC1304700	慢阻肺规范管理的质量控制及评价研究	华中科技大学	徐永健	623
48	2016YFC1304800	表观遗传在 2 型糖尿病发生发展中的作用研究	复旦大学	李小英	648
49	2016YFC1304900	成人 2 型糖尿病发生发展的危险因素及机制研究	北京大学人民医院	纪立农	584
50	2016YFC1305000	1 型糖尿病的遗传与免疫学发病机制研究	中南大学湘雅二医院	周智广	708
51	2016YFC1305100	1 型糖尿病的遗传与免疫发病机制和相关防控技术研究	复旦大学	陈思锋	567
52	2016YFC1305200	儿童青少年糖尿病患者营养及影响因素研究	中国人民解放军总医院	母义明	640
53	2016YFC1305300	儿童青少年糖尿病患病与营养及影响因素研究	浙江大学	傅君芬	576
54	2016YFC1305400	糖尿病肾病发生发展的危险因素及机制研究	北京大学第一医院	赵明辉	643
55	2016YFC1305500	2 型糖尿病肾病发生发展危险因素及机制与防治研究	复旦大学附属中山医院	丁小强	578
56	2016YFC1305600	2 型糖尿病高风险的早期识别与适宜切点研究	上海交通大学医学院附属瑞金医院	毕宇芳	635

续表

序号	项目编号	项目名称	项目承担单位	项目负责人	中央财政经费 / 万元
57	2016YFC1305700	糖尿病的危险因素早期识别、早期诊断技术与切点研究	东南大学	孙子林	571
58	2016YFC1305800	阿尔茨海默病神经慢性退变机制及危险因素研究	华中科技大学	王建枝	693
59	2016YFC1305900	遗传和环境因素交互作用下神经环路的沉默与早期 AD 发病	中国科学技术大学	周江宁	659
60	2016YFC1306000	帕金森病的发病机制与危险因素研究	中南大学	唐北沙	685
61	2016YFC1306100	注意缺陷多动障碍的综合干预策略研究	首都医科大学附属北京安定医院	郑毅	643
62	2016YFC1306200	儿童脑发育障碍的早期识别和综合干预	北京大学第一医院	姜玉武	579
63	2016YFC1306300	阿尔茨海默病的早期诊断新技术研发	首都医科大学	王晓民	628
64	2016YFC1306400	基于创新学说的阿尔茨海默病诊断新靶标研究及应用	复旦大学	钟春玖	567
65	2016YFC1306500	帕金森病（PD）早期诊断新技术研发	北京大学	章京	670
66	2016YFC1306600	帕金森病早期诊断生物标记级综合诊断指标体系研发	浙江大学	张敏鸣	603
67	2016YFC1306700	抑郁障碍临床诊断、干预与转归的客观标记物研究	东南大学	张志珺	787
68	2016YFC1306800	精神分裂症分期识别生物学标记与多级风险布控体系建构	上海交通大学	王继军	709
69	2016YFC1306900	抗精神病药物个体化优选治疗方案的研究	中南大学湘雅二医院	赵靖平	646

续表

序号	项目编号	项目名称	项目承担单位	项目负责人	中央财政经费 / 万元
70	2016YFC1307000	抗精神病药物个体化优选治疗方案的研究	北京大学第六医院	岳伟华	581
71	2016YFC1307100	基于抑郁障碍临床病理特征的多维度诊断、个体化治疗及管理技术	上海交通大学	方贻儒	566
72	2016YFC1307200	基于客观指标和量化评价的抑郁障碍诊疗适宜技术研究	首都医科大学附属北京安定医院	王刚	566
73	2016YFC1307300	中美卒中临床研究协同网络建设与血压管理策略研究	首都医科大学附属北京天坛医院	刘丽萍	747

表 D2　2017 年度立项项目

序号	项目编号	项目名称	项目承担单位	项目负责人	中央财政经费 / 万元
1	2017YFC1307400	动脉粥样硬化与心力衰竭的动态演变特征和分子基础研究	哈尔滨医科大学	杨宝峰	1172
2	2017YFC1307500	急性局灶性脑缺血后全脑保护评估体系及转化研究	中山大学	曾进胜	1200
3	2017YFC1307600	中国社区高血压综合管理适宜技术研究及示范推广	中国医科大学附属第一医院	孙英贤	1312
4	2017YFC1307700	心脑血管疾病高危人群综合筛查与防控及卫生经济学研究	中国人民解放军总医院	陈景元	1200
5	2017YFC1307800	恶性室性心律失常危险分层及早期防治新策略研究	中国医学科学院阜外医院	姚焰	1197

续表

序号	项目编号	项目名称	项目承担单位	项目负责人	中央财政经费 / 万元
6	2017YFC1307900	症状性颅内外大动脉狭窄复发进展预测模型与干预策略研究	首都医科大学附属北京天坛医院	王伊龙	1600
7	2017YFC1308000	急性主动脉综合征高危预警及干预研究	首都医科大学附属北京安贞医院	张宏家	1183
8	2017YFC1308100	先天性心脏病诊疗技术、疗效评价及康复的综合研究	中国医学科学院阜外医院	李守军	1033
9	2017YFC1308200	国产溶栓药物治疗急性缺血性卒中安全性、有效性及卫生经济学研究	复旦大学	董强	1157
10	2017YFC1308300	慢性心力衰竭长期管理研究及评价和质控体系的建立	中国医学科学院阜外医院	张健	1290
11	2017YFC1308400	远隔缺血适应对慢性脑缺血损伤的保护作用及转化研究	首都医科大学宣武医院	孟然	1197
12	2017YFC1308500	基于脑机接口的脑血管病主动康复技术研究及应用	浙江大学	张建民	1161
13	2017YFC1308600	胰腺癌转移的新型阶段化分子特征谱及其机制研究	中国人民解放军第三军医大学	王槐志	1697
14	2017YFC1308700	肺癌筛查和干预技术及方案研究	中国医学科学院肿瘤医院	吴宁	1714
15	2017YFC1308800	中国结直肠肿瘤筛查和干预技术研究	中山大学	兰平	1594
16	2017YFC1308900	胃癌靶向治疗新技术研究	北京肿瘤医院	沈琳	1750
17	2017YFC1309000	常见恶性肿瘤分子病理和分子细胞学技术研发	中山大学	谢丹	1159
18	2017YFC1309100	基于分子影像和影像组学的乳腺癌早诊、疗效评价与预后预测新技术研发	广东省人民医院	梁长虹	1575

续表

序号	项目编号	项目名称	项目承担单位	项目负责人	中央财政经费 / 万元
19	2017YFC1309200	恶性肿瘤姑息治疗和护理关键技术研究	航空总医院	石汉平	800
20	2017YFC1309300	细菌和病毒感染对慢阻肺急性加重的影响和机制研究	中日友好医院	张洪春	1115
21	2017YFC1309400	医院、社区戒烟模式及干预技术研究	中日友好医院	肖丹	1038
22	2017YFC1309500	慢阻肺高危人群筛查和社区综合防控适宜技术研究	北京大学第一医院	王广发	1000
23	2017YFC1309600	1 型糖尿病优化监测与治疗方案的研究及关键新技术推广	中山大学	翁建平	1181
24	2017YFC1309700	糖尿病合并肺部感染规范化诊治适宜技术研究	上海交通大学医学院附属瑞金医院	周敏	788
25	2017YFC1309800	2 型糖尿病多种危险因素综合管理的适宜技术建立与管理策略研究	山东大学	赵家军	1192
26	2017YFC1309900	儿童期孤独症和精神分裂症早期预警及诊断综合指标体系研究	北京大学第六医院	刘靖	780
27	2017YFC1310000	卒中后抑郁的多维度筛查防治技术开发与应用	华中科技大学	朱遂强	757
28	2017YFC1310100	阿尔茨海默病痴呆前阶段干预新方法的研究	山东大学	杜怡峰	784
29	2017YFC1310200	帕金森病（PD）治疗新方法和新技术研究	广东省人民医院	王丽娟	708
30	2017YFC1310300	中西医结合预防和缓解帕金森病的新型治疗策略研究	上海交通大学	刘振国	726

续表

序号	项目编号	项目名称	项目承担单位	项目负责人	中央财政经费 / 万元
31	2017YFC1310400	甲基苯丙胺依赖诊断与复发预警客观指标和干预新技术体系的研发	上海交通大学	赵敏	785
32	2017YFC1310500	基于家庭和社区建立神经认知障碍分级诊疗康复的全程病案管理模式	上海交通大学	李霞	786
33	2017YFC1310600	慢性阻塞性肺疾病急性加重预警与预防策略研究	广州医科大学附属第一医院	陈荣昌	500
34	2017YFC1310700	中国成人 2 型糖尿病优化降压治疗目标的国际合作研究	上海交通大学医学院附属瑞金医院	徐瑜	717
35	2017YFC1310800	心血管病临床研究大数据与生物样本库平台	中国医学科学院阜外医院	蒋立新	1837
36	2017YFC1310900	脑血管病临床研究大数据与生物样本库平台构建和关键技术研究	首都医科大学附属北京天坛医院	李子孝	1736
37	2017YFC1311000	恶性肿瘤临床大数据平台及生物样本库建设研究	中国医学科学院肿瘤医院	惠周光	1785
38	2017YFC1311100	精神心理疾病临床研究大数据与生物样本库平台建设	北京大学第六医院	王华丽	998

附录 E 国家重点研发计划“精准医学研究”重点专项 2016—2017 年度立项项目清单

表 E1 2016 年度立项项目

序号	项目编号	项目名称	项目承担单位	项目负责人	中央财政经费 / 万元
1	2016YFC0900100	临床用单细胞组学技术研发	北京大学	张泽民	1350
2	2016YFC0900200	临床用单细胞组学技术开发与肺癌应用研究	博奥生物集团有限公司	郭弘妍	900
3	2016YFC0900300	表观基因组学检测技术研发与临床应用	中国科学院北京基因组研究所	杨运桂	1350
4	2016YFC0900400	表观基因组技术研发及其在中国人群与复杂疾病图谱绘制中的应用	中国科学院动物研究所	孙中生	900
5	2016YFC0900500	大型自然人群队列示范研究	中国医学科学院	郭彧	2516
6	2016YFC0900600	京津冀区域自然人群队列研究	中国医学科学院基础医学研究所	单广良	2838
7	2016YFC0900800	华中区域常见慢性非传染性疾病前瞻性队列研究	华中科技大学	邬堂春	5331
8	2016YFC0900900	心血管疾病专病队列研究	首都医科大学附属北京安贞医院	马长生	1833
9	2016YFC0901000	脑血管疾病专病队列研究	首都医科大学附属北京天坛医院	王拥军	1833
10	2016YFC0901100	呼吸系统疾病专病队列研究	中日友好医院	代华平	1833
11	2016YFC0901200	代谢性疾病专病队列研究	上海交通大学医学院附属瑞金医院	张翼飞	1833

续表

序号	项目编号	项目名称	项目承担单位	项目负责人	中央财政经费 / 万元
12	2016YFC0901300	乳腺癌专病队列研究	中国疾病预防控制中心慢性非传染性疾病预防控制中心	王临虹	1833
13	2016YFC0901400	食管癌专病队列研究	中国医学科学院肿瘤医院	魏文强	1835
14	2016YFC0901500	罕见病临床队列研究	中国医学科学院北京协和医院	张抒扬	3800
15	2016YFC0901600	精准医学大数据管理和共享技术平台	中国人民解放军军事医学科学院放射与辐射医学研究所	伯晓晨	2500
16	2016YFC0901700	精准医学大数据处理和利用的标准化技术体系建设	中国科学院北京基因组研究所	方向东	2500
17	2016YFC0901900	疾病研究精准医学知识库构建	复旦大学	刘雷	4632
18	2016YFC0902000	基于组学特征谱的鼻咽癌分子分型研究与精准治疗	中山大学	曾益新	320
19	2016YFC0902100	基于组学特征谱的未知原发灶骨转移癌的分子分型研究	中国人民解放军第二军医大学	肖建如	320
20	2016YFC0902200	基于多组学谱特征的前列腺癌分子分型研究	中国人民解放军第二军医大学	孙颖浩	320
21	2016YFC0902300	基于组学特征谱的肺癌分子分型体系研究	中国医学科学院肿瘤医院	王洁	320
22	2016YFC0902400	基于多组学特征谱的肝癌分子分型研究	复旦大学	周俭	320
23	2016YFC0902500	基于组学特征谱的脑胶质瘤分子分型研究	首都医科大学附属北京天坛医院	江涛	320

续表

序号	项目编号	项目名称	项目承担单位	项目负责人	中央财政经费 / 万元
24	2016YFC0902600	通过多组学数据整合提高肾癌分子分型的准确度	中山大学	罗俊航	320
25	2016YFC0902700	口腔癌分子分型和精准预防诊治标志物的研究	上海交通大学	陈万涛	320
26	2016YFC0902800	基于组学特征谱的白血病分子分型研究	上海交通大学医学院附属瑞金医院	任瑞宝	320
27	2016YFC0902900	基于组学特征谱的宫颈癌分子分型及精准防治研究	华中科技大学	马丁	320
28	2016YFC0903000	主动脉瘤 / 夹层分子分型和诊治的精准医学研究	首都医科大学附属北京安贞医院	杜杰	320
29	2016YFC0903100	基于组学特征谱的 H 型高血压首发脑卒中分子分型研究	北京大学第一医院	霍勇	320
30	2016YFC0903300	基于组学特征谱的 2 型糖尿病分子分型及分类体系的研究	上海交通大学	贾伟平	320
31	2016YFC0903400	基于组学特征谱的原发性痛风分子分型研究	青岛大学附属医院	李长贵	320
32	2016YFC0903500	高尿酸血症和痛风的分子分型研究	中山大学	古洁若	320
33	2016YFC0903600	基于多组学谱的慢性阻塞性肺疾病早期分子诊断、分子分型、精准治疗与急性加重风险预警模型的系统研究	四川大学华西医院	文富强	320
34	2016YFC0903700	基于组学特征谱的呼吸系统疾病（慢阻肺）分子分型研究	广州医科大学	卢文菊	320

续表

序号	项目编号	项目名称	项目承担单位	项目负责人	中央财政经费 / 万元
35	2016YFC0903800	基于组学特征谱的社区获得性肺炎分子分型研究	北京大学人民医院	高占成	320
36	2016YFC0903900	基于组学特征谱的自身免疫病（系统性红斑狼疮）的分子分型研究	中国医学科学院北京协和医院	张烜	320
37	2016YFC0904000	基于组学特征谱的 Vogt– 小柳原田综合征分子分型研究	重庆医科大学	杨培增	320
38	2016YFC0904100	基于多组学图谱的免疫性肾小球疾病分子分型研究	中国人民解放军南京军区南京总医院	刘志红	320
39	2016YFC0904300	基于多组学图谱的精神分裂症精准诊疗模式研究	四川大学华西医院	李涛	320
40	2016YFC0904400	基于组学特征谱的癫痫分子分型研究	复旦大学	王艺	320
41	2016YFC0904500	基于组学特征谱的脑（膜）炎病因分型诊断研究	中国人民解放军第四军医大学	赵钢	320
42	2016YFC0904600	以生物组学特征与多模态功能影像为基础的多线束精准放疗方案研究	中国医学科学院肿瘤医院	李晔雄	1200
43	2016YFC0904700	分子功能影像与生命组学引导肿瘤多线束精准放疗	山东省肿瘤防治研究院	李建彬	789
44	2016YFC0904800	抑制 VEGF 治疗黄斑下新生血管疾病药物基因组学研究	上海交通大学	许迅	1000
45	2016YFC0904900	药物基因组学与国人精准用药综合评价体系	北京大学	崔一民	953
46	2016YFC0905000	重大慢病的药物基因组学靶标研究及其临床应用	中南大学	张伟	600

续表

序号	项目编号	项目名称	项目承担单位	项目负责人	中央财政经费 / 万元
47	2016YFC0905100	中国人群重要罕见病的精准诊疗技术与临床规范研究	中国医学科学院基础医学研究所	张学	2075
48	2016YFC0905200	眼耳鼻喉口腔罕见病精准诊疗技术研究	电子科技大学	杨正林	1300
49	2016YFC0905300	结直肠癌诊疗规范及应用方案的精准化研究	中国医学科学院肿瘤医院	王锡山	680
50	2016YFC0905400	肺癌精准化防诊治模式和规范化临床应用方案研究	中国医学科学院肿瘤医院	高树庚	670
51	2016YFC0905500	肺癌的诊疗规范及应用方案的精准化研究	中山大学	张力	670
52	2016YFC0905600	肺血栓栓塞症诊疗规范及应用方案的精准化研究	中日友好医院	翟振国	660
53	2016YFC0905700	间质性肺病诊疗规范及应用方案的精准化研究	中国医学科学院北京协和医院	徐作军	660
54	2016YFC0905800	呼吸疾病诊疗规范及应用方案的精准化研究（哮喘）	广州医科大学附属第一医院	李靖	660
55	2016YFC0905900	基于恶性肿瘤免疫微环境，代谢及耐药相关分子靶标鉴定及干预研究	南京医科大学	孙倍成	1200
56	2016YFC0906000	结直肠癌个体化治疗靶标发现与新技术研发	四川大学	石虎兵	785
57	2016YFC0906100	免疫性肾病精准医疗研究：个体化治疗的生物学标记及干预新靶点	中山大学	余学清	800
58	2016YFC0906200	重大风湿免疫疾病个性化靶标发现及精准治疗	清华大学	董晨	505

续表

序号	项目编号	项目名称	项目承担单位	项目负责人	中央财政经费 / 万元
59	2016YFC0906300	针对不同抗抑郁药物的精准医疗靶点的发现及作用机制研究	浙江大学	李明定	800
60	2016YFC0906400	精神分裂症个体化治疗靶标发现与新技术研发	上海交通大学	贺光	551

表 E2　2017 年度立项项目

序号	项目编号	项目名称	项目承担单位	项目负责人	中央财政经费 / 万元
1	2017YFC0906500	新一代基因组测序技术、临床用测序设备及配套试剂的研发	深圳华大基因研究院	牟峰	1843
2	2017YFC0906600	精准特异灵敏实用临床定量蛋白质组支撑技术研究	中国人民解放军军事医学科学院放射与辐射医学研究所	徐平	1499
3	2017YFC0906700	临床定量蛋白质组的质谱仪及配套试剂的研发	复旦大学	刘宝红	1296
4	2017YFC0906800	临床样本代谢组的超灵敏高覆盖定量分析技术研究	复旦大学	唐惠儒	1600
5	2017YFC0906900	应用于临床样本检测的超灵敏、高覆盖代谢组定量分析技术研发	中国科学院大连化学物理研究所	许国旺	800
6	2017YFC0907000	华东区域自然人群队列研究	复旦大学	赵根明	1983
7	2017YFC0907100	华南区域自然人群慢性病前瞻性队列研究	中山大学	夏敏	1951
8	2017YFC0907200	西北区域自然人群队列研究	西安交通大学	颜虹	1734

续表

序号	项目编号	项目名称	项目承担单位	项目负责人	中央财政经费 / 万元
9	2017YFC0907300	西南区域自然人群队列研究	四川大学	李晓松	1557
10	2017YFC0907400	东北区域自然人群队列研究	中国医科大学附属盛京医院	赵玉虹	1957
11	2017YFC0907500	中国人群多组学参比数据库与分析系统建设	哈尔滨工业大学	王亚东	8985
12	2017YFC0907600	中国常见风湿免疫病临床队列及预后研究	中国医学科学院北京协和医院	曾小峰	1285
13	2017YFC0907700	神经系统疾病专病队列研究	首都医科大学宣武医院	笪宇威	1417
14	2017YFC0907800	中国精神障碍队列研究	北京大学第六医院	黄悦勤	1368
15	2017YFC0907900	肺癌专病队列研究	中国医学科学院肿瘤医院	代敏	1472
16	2017YFC0908000	前列腺癌专病队列研究	广西医科大学	莫曾南	1410
17	2017YFC0908100	肝癌 / 肝病临床和社区人群大型队列研究	上海交通大学	夏强	1326
18	2017YFC0908200	结直肠癌专病队列研究	浙江大学	丁克峰	1404
19	2017YFC0908300	规范化大型胃癌队列的建立及其可用性研究	中国人民解放军空军医大学	吴开春	1500
20	2017YFC0908400	中国重大疾病与罕见病临床与生命组学数据库	中国人民解放军总医院	任国荃	4977
21	2017YFC0908500	头颈部恶性肿瘤个性化药物评价及临床转化体系建立	上海交通大学	孙树洋	1432

续表

序号	项目编号	项目名称	项目承担单位	项目负责人	中央财政经费 / 万元
22	2017YFC0908600	肿瘤药物耐药的遗传学与表观遗传学标志物的发现与临床解决方案研究	浙江大学	曾苏	990
23	2017YFC0908700	稳定性心绞痛与急性冠脉综合征诊疗规范及应用方案的精准化研究	山东大学	陈玉国	400
24	2017YFC0908800	冠心病和心房颤动的诊疗规范和应用方案的精准化研究	首都医科大学附属北京安贞医院	周玉杰	800
25	2017YFC0908900	非酒精性脂肪性肝病诊疗的精准化研究	北京大学	张炜真	996
26	2017YFC0909000	基于系统生物学的重大自身免疫病防诊治精准化策略研究	上海交通大学	吕良敬	957
27	2017YFC0909100	帕金森相关疾病早期诊断及精准治疗研究	苏州大学	刘春风	400
28	2017YFC0909200	精神分裂症和双相障碍多模态精准诊疗方案优化研究	上海交通大学	崔东红	800
29	2017YFC0909300	冠心病个体化用药靶标发现与组学新技术研发	中山大学	黄民	400
30	2017YFC0909400	基于组学和临床预后的心力衰竭及猝死分子分型及治疗靶标发现	华中科技大学	汪道文	800
31	2017YFC0909500	基于临床生物信息学研发慢性阻塞性肺病的个体化治疗靶标和新技术	复旦大学	王向东	948
32	2017YFC0909600	糖尿病个体化诊疗靶标的发现与应用	首都医科大学附属北京同仁医院	杨金奎	800
33	2017YFC0909700	肥胖及 2 型糖尿病个体化治疗靶标发现与新技术研发	中国科学院上海生命科学研究院	林旭	400

续表

序号	项目编号	项目名称	项目承担单位	项目负责人	中央财政经费 / 万元
34	2017YFC0909800	基于修饰型抗体及免疫细胞的精准医学治疗的标准研究	中国人民解放军陆医军医大学东方肝胆外科医院	钱其军	1819
35	2017YFC0909900	基于远程 / 移动医疗网络的精准医疗综合服务示范体系建设与推广	郑州大学第一附属医院	赵杰	3981
36	2017YFC0910000	精准医疗集成应用示范体系建设	中日友好医院	姚树坤	2000
37	2017YFC0910100	精准医疗伦理、政策法规框架研究	复旦大学	王国豫	473

附录 F　国家重点研发计划“生殖健康及重大出生缺陷防控研究”重点专项 2016—2017 年度立项项目清单

表 F1　2016 年度立项项目

序号	项目编号	项目名称	项目承担单位	项目负责人	中央财政经费 / 万元
1	2016YFC1000100	建立出生人口队列开展重大出生缺陷风险研究	首都医科大学附属北京妇产医院	阴赪宏	6000
2	2016YFC1000200	中国人群辅助生殖人口及子代队列建立与应用基础研究	南京医科大学	沈洪兵	6500
3	2016YFC1000300	生殖遗传资源和生殖健康大数据平台建设与应用示范	国家卫生计生委科学技术研究所	马旭	6000
4	2016YFC1000400	高龄产妇妊娠期并发症防治策略研究	北京大学	赵扬玉	3000
5	2016YFC1000500	中国人群重大出生缺陷的成因、机制和早期干预	复旦大学附属儿科医院	黄国英	3000
6	2016YFC1000600	人类配子发生、成熟障碍与胚胎停育的分子机制	中国科学技术大学	史庆华	3500
7	2016YFC1000700	常见单基因病及基因组病无创产前筛查及诊断技术平台研发及规范化应用体系建立	中国人民解放军总医院	戴朴	3000
8	2016YFC1000800	出生缺陷组织器官再生修复产品的研发	中国科学院遗传与发育生物学研究所	戴建武	3000
9	2016YFC1000900	避孕节育及兼有治疗作用的新药具研发	中国医学科学院药物研究所	吕扬	2000

表 F2 2017 年度立项项目

序号	项目编号	项目名称	项目承担单位	项目负责人	中央财政经费 / 万元
1	2017YFC1001000	多囊卵巢综合征病因学及临床防治研究	山东大学	陈子江	1478
2	2017YFC1001100	卵巢早衰病因学及临床防治研究	山东大学	秦莹莹	1783
3	2017YFC1001200	子宫内膜异位症病因学及临床防治研究	中国医学科学院北京协和医院	冷金花	1488
4	2017YFC1001300	人类胚胎发育中的细胞编程与配子 / 胚胎源性疾病的发生机制	上海交通大学	黄荷凤	1482
5	2017YFC1001400	人类胚胎着床调控及相关重大妊娠疾病发生机制	厦门大学	王海滨	1428
6	2017YFC1001500	卵母细胞体外成熟的机制与临床应用研究	浙江大学	范衡宇	1120
7	2017YFC1001600	建立有效的人卵母细胞体外成熟优化体系及其临床应用的安全性研究	中山大学	梁晓燕	560
8	2017YFC1001700	新生儿遗传代谢病筛查诊断集成化产品自主研发	中国人民解放军总医院	田亚平	1995
9	2017YFC1001800	出生缺陷一级预防孕前检测技术设备及应用平台的研发	上海交通大学	吴皓	1918
10	2017YFC1001900	儿童重症遗传病的基因编辑、干细胞及药物治疗	天津医科大学	李光	1590
11	2017YFC1002000	人类生育力下降机制和防护保存新策略研究	北京大学	张小为	1797

附录 G　国家重点研发计划“数字诊疗装备研发”重点专项 2016—2017 年度立项项目清单

表 G1　2016 年度立项项目

序号	项目编号	项目名称	项目承担单位	项目负责人	中央财政经费 / 万元
1	2016YFC0100100	脑血管病精确诊疗的新型成像技术及其临床应用研究	中国科学院深圳先进技术研究院	刘新	340.00
2	2016YFC0100200	自适应光学微血管超高分辨率成像技术的研究	温州医科大学	陈浩	340.00
3	2016YFC0100300	新生儿局灶性白质损伤预后评估的磁共振成像新技术集成及其临床应用	西安交通大学	杨健	340.00
4	2016YFC0100400	乳腺专用低剂量多能 CT 技术研究	中国科学院高能物理研究所	魏龙	340.00
5	2016YFC0100500	融合光学相干断层成像与血流动力学的一站式冠心病评估系统的研制	上海交通大学	涂圣贤	340.00
6	2016YFC0100600	基于随机采样的快速超分辨荧光成像技术研究及其样机实现	中国科学院上海高等研究院	宓现强	340.00
7	2016YFC0100700	经颅血脑屏障开放 / 溶栓三维微泡与空化超声成像理论方法和关键技术	西安交通大学	万明习	340.00
8	2016YFC0100800	高场磁共振新成像机制 – 组织介电特性断层成像（MR EPT）技术及其在临床乳腺、颅脑肿瘤诊断中的应用研究	南方医科大学	辛学刚	340.00
9	2016YFC0100900	新一代高通量数字 PCR 关键技术及应用研究	中国科学院微生物研究所	杜文斌	340.00

续表

序号	项目编号	项目名称	项目承担单位	项目负责人	中央财政经费 / 万元
10	2016YFC0101000	太赫兹波精准脑外科手术在体成像系统的研发	天津大学	徐德刚	340.00
11	2016YFC0101100	新型 cMUT-MEMS 神经实时成像与修复 / 复位前沿技术研究	重庆大学	刘玉菲	100.00
12	2016YFC0101200	肿瘤诊疗与原位疗效评价一体化探针构建及应用研究	苏州大学	史海斌	100.00
13	2016YFC0101300	基于太赫兹技术的靶向 CTCs 搜索系统的构建研究	第三军医大学	姚春艳	100.00
14	2016YFC0101400	直立式乳腺 X 光 CT 成像系统	中国科学技术大学	朱磊	100.00
15	2016YFC0101500	微纳米尺度多维动态光学成像技术与系统	东北大学	魏阳杰	100.00
16	2016YFC0101600	结合形态学影像的近红外漫射光血流断层成像系统	中北大学	尚禹	77.42
17	2016YFC0101700	非接触式无创心脏磁图检测诊断系统	哈尔滨工程大学	廖艳苹	100.00
18	2016YFC0101800	新一代核医学成像设备用光转换功能材料研发	中国科学院宁波材料技术与工程研究所	蒋俊	100.00
19	2016YFC0101900	基于 CMUT 环形阵列的乳腺癌诊断超声 CT 系统研究	中北大学	张国军	100.00
20	2016YFC0102000	乳腺癌循环肿瘤细胞成像和检测数字诊疗新技术研究	西安电子科技大学	胡波	99.90
21	2016YFC0102100	实时、双光谱受激拉曼成像用于实体瘤无标记快速病理检测的技术研发	复旦大学	季敏标	100.00
22	2016YFC0102200	无创血管弹性与矢量血流融合成像及其在国产便携式超声诊断设备中的实现	清华大学	罗建文	100.00

续表

序号	项目编号	项目名称	项目承担单位	项目负责人	中央财政经费 / 万元
23	2016YFC0102300	基于光声－超声协同的自适应诊疗系统研究	南京大学	陶超	100.00
24	2016YFC0102400	基于光学表面波的新型超灵敏宽带光声显微成像研究	深圳大学	闵长俊	100.00
25	2016YFC0102500	基于超声的视网膜血管多模态光学相干断层弹性成像技术研究	温州医科大学	王媛媛	100.00
26	2016YFC0102600	基于核素放射激发荧光断层成像的肿瘤检测新技术	中国科学院自动化研究所	胡振华	100.00
27	2016YFC0102700	基于 SiNx-p-i-n 结构的高分辨医用 X 射线平板探测器研制	上海交通大学	杨志	100.00
28	2016YFC0102800	术中人脑功能活动实时成像仪开发	中国科学院自动化研究所	张鑫	100.00
29	2016YFC0102900	面向皮肤癌早期诊断的多参数有源太赫兹成像技术	中国科学院沈阳自动化研究所	祁峰	100.00
30	2016YFC0103000	一体化 TOF-PET-MRI 脑血流定量方法研究及在脑疾病的应用	首都医科大学宣武医院	卢洁	100.00
31	2016YFC0103100	数字诊疗装备质控仿生动态体模及其临床应用软件符合性评价研究	中国人民解放军第三军医大学	种银保	500.00
32	2016YFC0103200	有源植入人工器官质量评价方法和平台研究	中国食品药品检定研究院	苏宗文	500.00
33	2016YFC0103300	体内超声诊断设备检测体模研发及质量安全性研究	国家食品药品监督管理局湖北医疗器械质量监督检验中心	轩辕凯	500.00
34	2016YFC0103400	医学成像与放射治疗中的质量控制体模研发	泰山医学院	邱建峰	500.00

续表

序号	项目编号	项目名称	项目承担单位	项目负责人	中央财政经费 / 万元
35	2016YFC0103500	放射诊断设备低剂量控制评价和应用规范研究	吉林大学	刘景鑫	500.00
36	2016YFC0103600	可溯源至 SI 单位的磁共振影像设备质控方法及其标准化研究	中国计量科学研究院	刘子龙	500.00
37	2016YFC0103700	PET– 荧光双模融合分子影像系统	北京锐视康科技发展有限公司	刘力	1250.00
38	2016YFC0103800	基于 PET– 光学融合的乳腺成像系统研发	苏州瑞派宁科技有限公司	朱守平	1250.00
39	2016YFC0103900	一体化全身正电子发射 / 磁共振成像装备（PET/MR）研制	上海联影医疗科技有限公司	胡凌志	1250.00
40	2016YFC0104000	PET/MRI 关键技术与一体化系统研究	北京锐视康科技发展有限公司	张占军	1250.00
41	2016YFC0104100	新一代高灵敏宽视野多模分子影像肿瘤手术引导系统	南京生命源医药实业有限公司	蔡惠明	1000.00
42	2016YFC0104200	新一代全数字高清 PET/CT 系统的研制	北京锐视康科技发展有限公司	曾海宁	1000.00
43	2016YFC0104300	新一代临床全数字 PET/CT 整机系统研发	上海联影医疗科技有限公司	安少辉	1000.00
44	2016YFC0104500	256 排 16 厘米高清高速大容积医学 CT 系统及核心技术研发	明峰医疗系统股份有限公司	江浩川	5000.00
45	2016YFC0104600	320 排 CT 整机及核心部件研发	上海联影医疗科技有限公司	杜岩峰	2999.60

续表

序号	项目编号	项目名称	项目承担单位	项目负责人	中央财政经费 / 万元
46	2016YFC0104700	多功能动态实时三维超声成像系统	深圳迈瑞生物医疗电子股份有限公司	朱磊	1500.00
47	2016YFC0104800	乳腺三维超声容积成像系统及面阵探头的研制	无锡祥生医学影像有限责任公司	朱强	1800.00
48	2016YFC0104900	无线探头式掌上智能超声成像诊断仪	广州索诺星信息科技有限公司	向丹	1000.00
49	2016YFC0105000	掌上彩色超声成像系统研发	飞依诺科技（苏州）有限公司	奚水	1000.00
50	2016YFC0105100	容积影像多模式引导的高强度加速器精准放疗系统	山东新华医疗器械股份有限公司	成希革	8400.00
51	2016YFC0105200	多模式引导立体定向与旋转调强一体化放射治疗系统研发	深圳市奥沃医学新技术发展有限公司	李金升	5198.87
52	2016YFC0105300	基于超导回旋加速器的质子放疗装备研发	华工科技产业股份有限公司	马新强	19600.00
53	2016YFC0105400	基于同步加速器的质子放疗系统研发	上海艾普强粒子设备有限公司	赵振堂	19600.00
54	2016YFC0105500	植入式脊髓刺激器的研发	北京品驰医疗设备有限公司	李路明	1000.00
55	2016YFC0105600	植入式脊髓刺激器	常州瑞神安医疗器械有限公司	姜汉钧	1000.00
56	2016YFC0105700	肿瘤精确放疗系统化临床解决方案的研发与临床应用	中国人民解放军总医院	李建雄	1200.00

续表

序号	项目编号	项目名称	项目承担单位	项目负责人	中央财政经费 / 万元
57	2016YFC0105800	融合多模影像与机器人技术的骨科精准治疗解决方案研究	北京积水潭医院	田伟	1200.00
58	2016YFC0105900	脑植入电刺激新型诊疗技术集成解决方案研究	清华大学	郝红伟	1200.00
59	2016YFC0106000	循环肿瘤细胞检测技术指导中国常见消化系统恶性肿瘤外科精准治疗的解决方案	山东省医学科学院	李胜	1200.00
60	2016YFC0106100	基于国产神经导航系统的微创神经外科手术集成解决方案研究	复旦大学	宋志坚	1160.00
61	2016YFC0106200	影像引导的多模态消融治疗实体肿瘤临床解决方案研究	上海交通大学	徐学敏	1200.00
62	2016YFC0106300	微创等离子手术体系及云规划解决方案	武汉大学	王行环	1200.00
63	2016YFC0106400	三维可视化精确放疗计划系统集成解决方案研究	中国人民解放军第三军医大学	孙建国	1200.00
64	2016YFC0106500	计算机辅助肝切除手术手术导航系统	南方医科大学	方驰华	800.00
65	2016YFC0106600	微流控芯片 – 核酸质谱集成装备研制及在肿瘤精准医学中的应用解决方案	北京科技大学	张学记	1200.00
66	2016YFC0106700	立体定向放射治疗设备评价体系的构建和应用研究	华中科技大学	伍钢	1200.00
67	2016YFC0106800	医用磁共振产品综合评价研究	上海交通大学医学院附属瑞金医院	严福华	1200.00
68	2016YFC0106900	MRI 设备及其临床应用评价研究	郑州大学第一附属医院	程敬亮	1200.00

续表

序号	项目编号	项目名称	项目承担单位	项目负责人	中央财政经费 / 万元
69	2016YFC0107000	国产胶囊式内窥镜的评价研究	中国人民解放军第三军医大学	杨仕明	500.00
70	2016YFC0107100	多中心协作磁共振机产品临床应用及评价研究	中国人民解放军第三军医大学	王健	1150.00

表 G2　2017 年度立项项目

序号	项目编号	项目名称	项目承担单位	项目负责人	中央财政经费 / 万元
1	2017YFC0107200	电光声多模态癫痫病灶精准三维定位成像系统	中国科学院苏州生物医学工程技术研究所	马洪涛	400
2	2017YFC0107300	利用诊断超声调控微泡空化增强肿瘤化疗的新技术	中国人民解放军第三军医大学	刘政	384
3	2017YFC0107400	基于新型 X 射线激发纳米粒 – 光敏剂耦合系统的深部肿瘤光动力学治疗技术研究	中国人民解放军第四军医大学	卢虹冰	398
4	2017YFC0107500	多模式引导的多粒子生物适形调强新技术研究与实现	中国科学院近代物理研究所	肖国青	414
5	2017YFC0107600	质子重离子新型放射治疗技术精准、实时评价技术研发	复旦大学	傅深	354
6	2017YFC0107700	基于硼中子俘获治疗的靶向引导精准调强放疗技术及其临床应用	南京航空航天大学	刘渊豪	424
7	2017YFC0107800	基于增强现实导航的肺癌介入诊治一体化关键技术研究	中国医学科学院肿瘤医院	李肖	294
8	2017YFC0107900	混合现实引导 B 型主动脉夹层精准腔内修复技术研究	北京理工大学	杨健	300

续表

序号	项目编号	项目名称	项目承担单位	项目负责人	中央财政经费 / 万元
9	2017YFC0108000	基于增强现实的骨科微创精准诊疗一体化前沿技术研究	清华大学	廖洪恩	298
10	2017YFC0108100	骨科微创手术术中实时可视化虚拟仿真系统的研发及应用	北京大学第三医院	刘晓光	270
11	2017YFC0108200	光学相干层析成像手术导航显微镜及青光眼手术应用	复旦大学附属眼耳鼻喉科医院	姜春晖	400
12	2017YFC0108300	胃癌腔镜手术精准规划和实时导航的解决方案研究	南方医科大学	李国新	524
13	2017YFC0108400	放射治疗装备可靠性与工程化技术研究	北京市医疗器械检验所	任旗	882
14	2017YFC0108500	新型数字诊疗装备生物学效应评估理论与方法研究	北京理工大学	唐晓英	1385
15	2017YFC0108600	数字诊疗辐射生物效应及其评估新技术研究	复旦大学	邵春林	1235
16	2017YFC0108700	全数字化精准定量高场超导磁共振系统研制	沈阳东软医疗系统有限公司	徐勤	2700
17	2017YFC0108800	5.0T 超导磁共振核心部件及系统研发	上海联影医疗科技有限公司	谭国陞	3000
18	2017YFC0108900	用于乳腺肿瘤无创相控聚焦超声治疗手术的术中专用磁共振成像系统	苏州朗润医疗系统有限公司	唐昕	1748
19	2017YFC0109000	3.0T 儿科专用磁共振核心部件及系统研发	上海联影医疗科技有限公司	陈群	1374
20	2017YFC0109100	低剂量数字减影血管造影（DSA）X－射线成像系统研制	沈阳东软医疗系统有限公司	高上	1732

续表

序号	项目编号	项目名称	项目承担单位	项目负责人	中央财政经费 / 万元
21	2017YFC0109200	新型低剂量数字减影血管造影（DSA）X 射线成像系统及临床应用技术	上海联影医疗科技有限公司	里敦	1750
22	2017YFC0109300	高性能筛查型锥光束乳腺 CT 系统	科宁（天津）医疗设备有限公司	张晓华	669
23	2017YFC0109400	新型低剂量探测器乳腺数字 X- 射线成像系统与临床应用的评价研究	上海联影医疗科技有限公司	李强	750
24	2017YFC0109500	高清电子内镜设备研发	上海成运医疗器械股份有限公司	朱晓华	405
25	2017YFC0109600	基于高像素 CCD/CMOS 光学探测器的高清电子内镜研发	上海澳华光电内窥镜有限公司	谢天宇	696
26	2017YFC0109700	消化超声内镜及关键部件开发	飞依诺科技（苏州）有限公司	李延青	1050
27	2017YFC0109800	高解析度光学及超声复合电子内窥镜系统	深圳开立生物医疗科技股份有限公司	陈云亮	1000
28	2017YFC0109900	早期肺癌诊断超高分辨共聚焦荧光显微内镜	青岛海泰新光科技股份有限公司	林江涛	1750
29	2017YFC0110000	共聚焦内窥镜研发	精微视达医疗科技（武汉）有限公司	刘谦	1670
30	2017YFC0110100	随机光学重建 / 结构光照明复合显微成像系统研制	长春奥普光电技术股份有限公司	李辉	2559
31	2017YFC0110200	双光子 – 受激发射损耗（STED）复合显微镜	南京东利来光电实业有限责任公司	郑炜	1612

续表

序号	项目编号	项目名称	项目承担单位	项目负责人	中央财政经费 / 万元
32	2017YFC0110300	双光子 – 受激发射损耗（STED）复合显微镜	吉林亚泰生物药业股份有限公司	张运海	1622
33	2017YFC0110400	多孔腔镜手术机器人系统设计与产品研发	威高集团有限公司	王树新	4307
34	2017YFC0110500	多孔腔镜手术机器人的研制及产业化应用研究	重庆金山科技（集团）有限公司	王金山	4271
35	2017YFC0110600	多适应证骨科手术机器人产品研制	北京天智航医疗科技股份有限公司	王军强	3000
36	2017YFC0110700	髋膝兼容、安全、高效微创关节置换手术机器人系统研发	苏州微创关节医疗科技有限公司	李慧武	1431
37	2017YFC0110800	单孔腔镜手术机器人的关键部件研发和系统集成	宁波龙泰医疗科技有限公司	徐凯	1000
38	2017YFC0110900	单孔腔镜手术机器人系统的研发及临床应用	沈阳沈大内窥镜有限公司	张忠涛	1000
39	2017YFC0111000	植入式人工心脏及心室辅助装置	长征火箭工业有限公司	许剑	1150
40	2017YFC0111100	植入式心室辅助装置研发和临床评价	苏州同心医疗器械有限公司	陈琛	1148
41	2017YFC0111200	60 及 320 电极人工视网膜关键技术研发及产业化	深圳硅基仿生科技有限公司	赵瑜	700
42	2017YFC0111300	高分辨率人工视网膜	杭州暖芯迦电子科技有限公司	杨佳威	699
43	2017YFC0111400	光学 – 声学多模态肿瘤“分子指纹”成像与诊断系统	深圳华声医疗技术有限公司	程茜	821

续表

序号	项目编号	项目名称	项目承担单位	项目负责人	中央财政经费 / 万元
44	2017YFC0111500	高热容量 CT 球管研发	中国电子科技集团公司第十二研究所	胡银富	1885
45	2017YFC0111600	模块化 CT 探测器及核心部件关键技术研发及产业化	宁波艾默特医学影像技术有限公司	付赓	1408
46	2017YFC0111700	X 波段高稳定性小型化放射源模块	芜湖国睿兆伏电子有限公司	唐传祥	2256
47	2017YFC0111800	急性心肌梗死的数字化诊疗解决方案	上海市第十人民医院	徐亚伟	984
48	2017YFC0111900	无创脑水肿动态监护仪临床规范治疗研究与应用	中国人民解放军第三军医大学	胡荣	850
49	2017YFC0112000	肝肾肿瘤微波精准消融解决方案及规范化应用	中国人民解放军总医院	梁萍	1158
50	2017YFC0112100	原发性肝癌与胰腺癌精确放疗解决方案的研究	中国人民解放军总医院	曲宝林	1156
51	2017YFC0112300	国产氩气高频电刀在消化内镜系列新型诊疗技术中的临床方案制定与研究	四川大学华西医院	胡兵	1189
52	2017YFC0112400	眼科多模态成像及人工智能诊疗系统的研发和应用	中山大学	袁进	735
53	2017YFC0112500	睡眠呼吸疾病数字化集成设备分级诊疗体系研究	首都医科大学附属北京同仁医院	王兴军	1126
54	2017YFC0112600	基于新型国产化锥光束乳腺 CT 的乳腺癌诊疗技术临床解决方案	天津医科大学	叶兆祥	1041
55	2017YFC0112700	基于国产电磁导航系统的早期肺癌精准诊疗技术集成解决方案研究	上海交通大学	孙加源	1161
56	2017YFC0112800	第三方医学影像中心新型服务模式解决方案	伦琴（上海）医疗科技有限公司	王培军	655

续表

序号	项目编号	项目名称	项目承担单位	项目负责人	中央财政经费 / 万元
57	2017YFC0112900	面向跨域协同医学影像新型服务模式解决方案	广州互云医院管理有限公司	杨媛媛（原负责人张建国已去世）	710
58	2017YFC0113000	高可信强智能的心脑血管疾病诊疗服务模式解决方案	中国软件与技术服务股份有限公司	高跃	648
59	2017YFC0113100	基于“互联网+”的肿瘤放疗新型服务模式——“精准云放疗”系统开发及应用研究	北京全域医疗技术有限公司	郎锦义	800
60	2017YFC0113200	基于大数据和人工智能的远程放疗服务模式研究	沈阳东软熙康医疗系统有限公司	陈明	688
61	2017YFC0113300	PET-CT 综合评价及培训体系建立研究	复旦大学附属华山医院	刘兴党	1040
62	2017YFC0113400	医用 CT 及低剂量 X 线机综合评价体系研究	中国人民解放军南京军区南京总医院	张龙江	1152
63	2017YFC0113500	医用内窥镜评价体系的构建和应用研究	浙江大学医学院附属第一医院	胡坚	1154
64	2017YFC0113600	国产消化内窥镜的多中心系统评价研究	首都医科大学附属北京友谊医院	李鹏	1118
65	2017YFC0113700	立体定向放疗设备应用评价研究	海军总医院	康静波	875
66	2017YFC0113800	基于多区域不同级别医院的医用超声成像系统的综合评价与培训	上海交通大学	胡兵	1192
67	2017YFC0113900	基于国产诊疗装备支撑的主动健康型医联体跨区域规模化应用示范	电子科技大学附属医院·四川省人民医院	邓绍平	1845
68	2017YFC0114000	国产创新骨科机器人等高端诊疗装备区域应用示范	中国人民解放军总医院	何昆仑	1967

续表

序号	项目编号	项目名称	项目承担单位	项目负责人	中央财政经费 / 万元
69	2017YFC0114100	基于医疗“互联网 +”的国产创新医疗设备应用示范	浙江大学医学院附属第一医院	冯靖祎	1869
70	2017YFC0114200	辽宁省创新诊疗装备区域应用示范	辽宁省疾病预防控制中心	潘国伟	1274
71	2017YFC0114300	江苏数字创新诊疗装备应用示范研究	苏州大学附属第一医院	胡春洪	1878

致 谢

2018 年年初，中国生物技术发展中心组织国内临床医学专家和中国科学院上海生命科学信息中心团队成立了《中国临床医学研究发展报告 2018》（以下简称《报告》）编写组，在《报告》的编制过程中，分别于北京、上海两地召开了多次专家咨询会，邀请一线临床研究、临床政策、科研管理等方面的权威专家，对《报告》的框架、内容、编写方法等进行研讨，明确我国临床医学研究重要成果和进展的遴选标准和分类方法，探讨国内外临床医学研究发展现状和政策管理变化趋势，梳理临床医学研究发展历程，并邀请四川大学魏于全院士团队对肿瘤免疫治疗领域国内外进展和发展趋势进行深入分析。在本报告第三章的编撰过程中，编写组基于科技论文、CFDA 公开信息、国家临床医学研究中心年度报告、专题调研等多种渠道和方式初筛候选成果 200 余条，经专家评定最终收录重要成果和进展 76 条，并与成果单位进行核定。

《报告》的编写历时近一年，凝结了各位专家的心血和智慧，中国生物技术发展中心特别感谢韩启德院士对《报告》的指导并作序；感谢钟南山院士、魏于全院士、曹雪涛院士、张学敏院士、詹启敏院士、金力院士、王福生院士、宁光院士、孙颖浩院士、乔杰院士、柯杨教授、王拥军教授等专家对《报告》的总体指导；感谢《报告》中所涉及重要成果和进展的研发团队的细致审校。

最后，感谢编写团队的辛勤付出，以及中国科学院上海生命科学信息中心给予的大力支持。

中国生物技术发展中心

2018 年 12 月